Iván Kiss

# Neuroanästhesie

Springer-Verlag Wien New York

Privatdozent Dr. Iván Kiss
Klinik für Anästhesie, Intensivmedizin und Schmerztherapie
Alfried-Krupp-Krankenhaus, Essen
Bundesrepublik Deutschland

Das Werk ist urheberrechtlich geschützt.
Die dadurch begründeten Rechte,
insbesondere die der Übersetzung, des Nachdruckes,
der Entnahme von Abbildungen, der Funksendung,
der Wiedergabe auf photomechanischem oder ähnlichem Wege
und der Speicherung in Datenverarbeitungsanlagen,
bleiben, auch bei nur auszugsweiser Verwertung, vorbehalten

© 1992 by Springer-Verlag/Wien

Printed in Austria by A. Holzhausens Nfg., A-1070 Wien

Gedruckt auf säurefreiem Papier

Die Wiedergabe von Gebrauchsnamen, Handelsnamen, Warenbezeichnungen usw. in diesem Buch berechtigt auch ohne besondere
Kennzeichnung nicht zu der Annahme, daß solche Namen
im Sinne der Warenzeichen- und Markenschutz-Gesetzgebung
als frei zu betrachten wären und daher von jedermann benutzt werden
dürften

Mit 18 Abbildungen

ISBN 3-211-82392-1 Springer-Verlag Wien New York
ISBN 0-387-82392-1 Springer-Verlag New York Wien

*Iván Viktornak*

# *Geleitwort*

Neurochirurgie wird heute – vielleicht abgesehen von der Akutversorgung Polytraumatisierter mit gleichzeitigem Schädel-Hirn-Trauma – so gut wie ausschließlich in hierfür spezialisierten Kliniken oder Abteilungen ausgeführt, letztere werden anästhesiologisch teils von selbständigen, teils von zentralen Anästhesiediensten versorgt. Wie bei den operativen Disziplinen wird auch hier die Frage nach Not- oder Zweckmäßigkeit einer Spezialisierung gestellt.

Von der zuständigen Fachgesellschaft (der DGAI – Deutsche Gesellschaft für Anästhesiologie und Intensivmedizin) wird eine Subspezialisierung für Neuroanästhesie (ebenso wie z.B. für Kinderanästhesie) abgelehnt, die Fortbildung und Forschung in diesen und anderen speziellen Arbeitsbereichen aber nachdrücklich befürwortet und durch Gründung von Arbeitsgemeinschaften gefördert.

In der Tat würde sich ein Fachanästhesist, der seine Ausbildung in einem Klinikum *ohne* Neurochirurgische Abteilung erhalten hat, verunsichert und überfordert fühlen, wenn er von heute auf morgen in einer solchen tätig werden müßte. Zwar bleibt alles gültig, was er über Narkose, Anästhesiemittel und Relaxantien, über Kreislauf, Atmung und Monitoring gelernt hat – aber die speziellen Lagerungen bei neurochirurgischen Eingriffen, die nicht zuletzt die unmittelbare Beobachtung vitaler Reaktionen des Patienten sehr stark einschränken, und die daraus resultierenden anderen Anforderungen an das Monitoring erfordern schon eine längere Einarbeitung; die beim jeweiligen Eingriff zu erwartende Operationsdauer und der durchschnittliche Blutverlust sind für den Neuling Unbekannte, und schon die Nomenklatur neurochirurgischer Operationen bedarf einer Umsetzung im Sinne dessen, was auf den Anästhesisten zukommt.

Die bewußt knapp gehaltene Einführung meines früheren Mitarbeiters Iván Kiss in die Neuroanästhesie erfüllt genau das, was ich selbst (da persönlich nur gelegentlich in der Neurochirurgischen Klinik tätig) früher vermißt habe: Einen straff auf die *Besonderheiten* der Anästhesie im neurochirurgischen Bereich konzentrierten Leitfaden, der praktikable Empfehlungen vermittelt.

Ich wünsche diesem Leitfaden weite Verbreitung!

Freiburg, Mai 1992 *Prof. (emerit.) Dr. K. Wiemers*

## *Vorwort*

In angelsächsischen Ländern ist die Neuroanästhesie schon früher eine selbstständige Subspezialität geworden, es entstanden auch die entsprechenden Lehrbücher. Im deutschsprachigen Raum ist meines Wissens, abgesehen von diesbezüglichen Kapiteln in Anästhesielehrbüchern, kein systematisches Buch über Neuroanästhesie erschienen. Die langjährige anästhesiologische Tätigkeit an der Neurochirurgischen Universitätsklinik in Freiburg und die jetzige, weitere Beschäftigung mit diesem Gebiet im Alfried Krupp Krankenhaus in Essen, haben mich dazu geführt, eine kurze zusammenfassende Arbeit über diese, vernachlässigte Teildisziplin zu schreiben.

Das Buch soll ein praktischer Wegweiser sein. Für die theoretischen Grundlagen sowie die ausführliche Diskussion einzelner Anästhesiemethoden möchte ich auf die englischsprachigen Neuroanästhesiebücher verweisen. Dabei sind die folgenden drei besonders zu empfehlen:

Cottrel JE, Turndorf H: Anesthesia and neurosurgery. Mosby Company, St.Louis 1986

Cucchiara RF, Michenfelder JD (eds): Clinical neuroanesthesia. Churchill Livingstone, New York 1990

Shapiro HM, Drummond JC: Neurosurgical anesthesia and intracranial hypertension. In: Miller RD (ed): Anesthesia. Churchill Livingstone, New York 1990

Das vorliegende Buch ist in erster Linie für Anästhesisten in der Ausbildung geschrieben; die, in einzelnen Kapiteln empfohlene Narkoseführung soll eine praktische Hilfe darstellen. Diese methodischen Hinweise beruhen auf der persönlichen Erfahrung in zwei lebhaften neurochirurgischen Kliniken, in denen die meisten gängigen Operationsverfahren vertreten sind, sowie auf aktuellen Literaturempfehlungen. Auf alternative Möglichkeiten habe ich hingewiesen und auf andere, die kaum noch praktische Bedeutung haben (z.B. Hypothermie), verzichtet. Es ist mir bewußt, daß in verschiedenen neurochirurgischen Kliniken, abweichend von den hier beschriebenen Methoden, mit Erfolg gearbeitet wird. Ich habe meinerseits versucht, die im Buch beschriebenen Methoden, als Teile eines einheitlichen anaesthesiologischen Konzeptes zu präsentieren.

Ich habe dieses Buch zwar als Einzelautor verfaßt, jedoch mit kollegialer Hilfe, von entscheidender Bedeutung.

Frau Dr. I. Schumacher und Frau Dr. St. von Westphalen haben durch zahlreiche, begleitende Diskussionen sowie durch fachliche und stilistische Korrekturen maßgebend zur Erstellung des Buches beigetragen. Ein Buch über Anästhesie ist zwangsläufig auch ein Buch der fachlichen Grenzbereiche. Ich danke Herrn Prof. J. Gilsbach (Aachen), Herrn Dr. J.May (Kassel), Herrn Prof. R.Müke (Essen) und Herrn Prof. Chr.Ostertag (Freiburg) für die fachliche Beratung bezüglich spezieller neurochirurgischer Gesichtspunkte. Für die Hilfe in der Ausarbeitung des Kapitels über Anästhesie in der Neuroradiologie, bedanke ich mich bei Herrn Prof. D.Kühne (Essen). Meinem ehemaligen Chef, Herrn Prof. K.Wiemers (Freiburg) danke ich besonders für die Durchsicht des Manuskriptes und Verfassung des Geleitwortes.

Zum Schluß möchte ich meinem Kollegen Herrn Prof. K. Strasser für die gute Zusammenarbeit danken, die das Schreiben des Buches ermöglicht hat.

Essen, Mai 1992 *Dr. Iván Kiss*

# Inhaltsverzeichnis

1. Einleitung ............................................................. 1
2. Präoperatives Management ................................. 3
3. Allgemein anästhesiologisches Management ...... 7
   3.1 Zielsetzungen .................................................. 7
   3.2 Narkoseeinleitung ........................................... 8
   3.3 Narkoseführung, Narkoseausleitung ............. 11
4. Besonderheiten der Neuroanästhesie .................. 17
   4.1 Senkung des erhöhten intrakraniellen Druckes ........... 17
   4.2 Beatmung ....................................................... 18
   4.3 Flüssigkeitszufuhr .......................................... 19
   4.4 Diuretikatherapie ........................................... 21
   4.5 Monitoring ..................................................... 22
      4.5.1 Hämodynamik ......................................... 22
      4.5.2 Beatmungsparameter .............................. 22
      4.5.3 Intrakranieller Druck .............................. 23
      4.5.4 Elektrophysiologisches Monitoring ....... 24
   4.6 Präoperative Analgesie .................................. 27
   4.7 Postoperative Analgesie ................................ 29
5. Anästhesie für intrakranielle Tumorchirurgie ...... 31
   5.1 Supratentorielle Eingriffe .............................. 31
   5.2 Operationen in der hinteren Schädelgrube .... 33
      5.2.1 Die sitzende Position .............................. 34
      5.2.2 Die venöse Luftembolie ......................... 35
      5.2.3 Anästhesiologisches Vorgehen ............... 39

|  |  |
|---|---|
| 5.2.4 Pneumocephalus | 43 |
| 5.3 Transsphenoidale Hypophysektomie | 44 |
| 6. Anästhesie für zerebrovaskuläre Chirurgie | 49 |
| 6.1 Aneurysmachirurgie | 49 |
| 6.1.1 Klinisches Bild und Therapie | 49 |
| 6.1.2 Kontrollierte Hypotension | 52 |
| 6.1.3 Anästhesiologisches Vorgehen | 54 |
| 6.2 Operationen arterio-venöser Malformationen | 57 |
| 6.3 Extra - intrakranielle Bypassoperationen | 58 |
| 7. Anästhesie für Shuntoperationen | 59 |
| 8. Anästhesie zur Ausräumung nichttraumatischer intrakranieller Hämatome | 63 |
| 9. Anästhesie bei schädelhirntraumatisierten Patienten | 65 |
| 9.1 Chirurgische Eingriffe | 66 |
| 9.2 Anästhesiologisches Vorgehen | 67 |
| 9.3 Hirnprotektion | 69 |
| 10. Anästhesie für stereotaktische Eingriffe | 71 |
| 11. Pädiatrische Neuroanästhesie | 75 |
| 11.1 Angeborene Mißbildungen | 75 |
| Hydrocephalus | 75 |
| Enkephalo- und Meningomyelocele | 77 |
| 11.2 Kraniostenose | 78 |
| 11.3 Tumorchirurgie | 81 |
| 12. Anästhesie in der Wirbelsäulenchirurgie | 83 |
| 12.1 Bandscheibenvorfall | 83 |
| 12.1.1 Lumbal | 84 |
| 12.1.2 Cervikal | 87 |
| 12.1.3 Chemonucleolyse | 88 |
| 12.2 Wirbelsäulen- und Rückenmarkstumoren | 89 |

Inhaltsverzeichnis

12.3 Wirbelsäulen- und Rückenmarkstraumen ............ 90
12.4 Syringomyelie ............................................ 94

13. Anästhesie in der Neuroradiologie ...................... 97
   13.1 Zerebrale und spinale Angiographie ............... 98
   13.2 Computertomographie ................................. 99
   13.3 Kernspintomographie ................................. 99
      13.3.1 Besonderheiten des magnetischen Feldes ........... 100
      13.3.2 Probleme mit anästhesiologischen Geräten, Monitoren .......................................... 100
      13.3.3 Anästhesiologisches Vorgehen ................... 101
   13.4 Reaktionen auf Kontrastmittel ..................... 103

14. Eingriffe in Lokalanästhesie ............................ 105

Literaturverzeichnis ........................................... 107

Sachverzeichnis ................................................ 115

# *Einleitung*

Das Verhältnis zwischen Neurochirurgie und Anästhesie ist ein gutes Beispiel dafür, wie Fortschritte in einem Fach zur Entwicklung des Anderen beitragen. Bis in die fünfziger Jahre wurde etwa die Hälfte der neurochirurgischen Eingriffe in Lokalanästhesie durchgeführt. Die übrigen Patienten wurden per inhalationem, in Form einer „Tropfnarkose" betäubt. Beide Methoden limitierten naturgemäß, aus verschiedenen Gründen, sowohl das Ausmaß als auch die Dauer der Operationen. Die Einführung der endotrachealen Intubation und der kontrollierten Beatmung eröffneten in der Neurochirurgie neue Perspektiven. Die Verlängerung der Operationszeit, die Möglichkeit neuer Patientenlagerungen, das Entfallen der toxischen Narkotikanebenwirkungen und der pulmonalen Komplikationen führten zu neuen Operationstechniken, auch in Hirnbereichen die bisher chirurgisch nicht angehbar waren.

Die gestiegenen chirurgischen Anforderungen führten wiederum zur Entwicklung anästhesiologischer Methoden, speziell für den neurochirurgischen Bereich (Hyperventilation, Hypothermie, kontrollierte Hypotension, präkordiale Dopplersonographie). Die Einführung und allgemeine Anwendung der mikrochirurgischen Operationstechnik einerseits, die Entwicklung hirnprotektiver Maßnahmen und neuer Überwachungsmethoden (evozierte Potentiale) andererseits, sind die letzten Meilensteine der gegenseitigen Förderung beider Fachrichtungen.

Die Neuroanästhesie ist kein populäres Teilgebiet der Anästhesie. Die Gründe dafür sind vielfältig; neben der teilweise überlangen Operationsdauer liegt es vermutlich in der Tatsache, daß Anästhesisten in der Regel kaum an der perioperativen Versorgung dieser Patienten teilnehmen. Die Anästhesie als „technische" Aufgabe sowie die oft fehlenden Kenntnisse über die neurologische Erkrankung, das neurochirurgische Vorgehen und den postoperativen Verlauf sind alles Faktoren, die dieses Fachgebiet wenig anziehend erscheinen lassen. Nur das persönliche Engagement in der perioperativen Patientenversorgung (Intensivstation) und die Kenntnis der speziellen anästhesiologischen Problematik werden aus einem „Gasmann" einen Neuroanästhesisten formen.

## 2. Präoperatives Management

— *Untersuchungen*

Im letzten Jahrzehnt sind Anästhesisten zunehmend zurückhaltender geworden, was das Ausmaß der präoperativen Routineuntersuchungen betrifft. Diese Zurückhaltung ist bei Patienten, die vor einer Hirnoperation stehen, nicht angebracht. Der kardiovaskuläre Zustand dieser Patienten ist, wegen der möglichen Auswirkungen auf die geschädigte zerebrale Zirkulation (aufgehobene Autoregulation), von primärer Bedeutung. Die Möglichkeit einer postoperativen Ateminsuffizienz und längerer Beatmung machen die präoperative Beurteilung der Lungenfunktion ebenfalls erforderlich.

Aus anästhesiologischer Sicht sind folgende Untersuchungen routinemäßig durchzuführen:

Laborparameter: Blutbild, Elektrolyte, Kreatinin, Leberenzyme, Blutzucker, Gerinnung und arterielle Blutgasanalyse,

Röntgen-Thorax-Übersichtsaufnahme,

12-Kanal-EKG.

Falls sich aus der Anamnese oder bei der körperlichen Untersuchung Hinweise auf pathologische Veränderungen ergeben, sind diejenigen weiterführenden Untersuchungen indiziert, deren Ergebnisse das perioperative Management beeinflussen könnten.

Über den präoperativen neurologischen Zustand des Patienten, das Ausmaß der Krankheit, das geplante neurochirurgische Vorgehen sowie über die möglichen Komplikationen muß der Anästhesist sich in jedem Fall informieren.

— *Prämedikation*

In der Prämedikation von Patienten, bei denen eine Erhöhung des intrakraniellen Druckes (IKD) nicht auszuschließen ist (Hirntumor, Blutung, Verschlußhydrokephalus), muß die Wirkung des Medikamentes auf das kardiorespiratorische System und auf den zerebralen Perfusionsdruck in Erwägung gezogen werden. *Opiate* sind generell abzulehnen, die erhöhte Gefahr einer Hypoventilation bei gesteigertem IKD kann zur drastischen Verschlechterung des neurologischen Zustandes führen. *Dehydrobenzperidol* ist, wegen seines unberechenbaren sedativen Effekts und wegen der möglichen Senkung des zerebralen Perfusionsdrucks aus der Prämedikation verbannt (s.3.2). *Die orale Benzodiazepingabe* hat sich in den letzten Jahren durchgesetzt, wobei die Möglichkeit einer Atemdepression auch bei dieser Medikamentengruppe nicht ganz auszuschließen ist. Bei Patienten mit einer arteriellen Hypertonie, oder bei denen intraoperativ hypertensive Episoden zu erwarten sind, ist eine orale Prämedikation mit einem *Alpha2-Agonisten* (Clonidin) zu empfehlen (Lichtor, 1990). Neben der Stabilisation des perioperativen hämodynamischen Status bei hypertensiven Patienten, ist auch ein deutlich reduzierter Analgetikaverbrauch nach Clonidin – Prämedikation (5 mikrogr/kg KG per os) beobachtet worden (Ghignone et al., 1987). Die, von den Patienten regelmäßig eingenommenen kardialen und antihypertensiven Medikamente werden zusammen mit der Prämedikation verabreicht.

Patienten vor Aneurysmachirurgie, in gutem allgemeinen und neurologischen Zustand (Stadium I und II), müssen ausreichend sediert werden (Benzodiazepin), um psychisch ausgelöste sympathische Reaktionen, vor und während der Narkoseeinleitung, zu vermindern (s.auch 6.1.3). Vor Wirbelsäulenchirurgie ist eine gemischte Prämedikation mit Sedativa und Opiaten günstig; letztere senken den postoperativen Analgetikabedarf (Kiss und Kilian, 1992).

Somnolente, eingetrübte Patienten brauchen keine Prämedikation.

— *Patientenvorbereitung*
Der Kopf wird in der Regel am Vorabend der Operation rasiert. In einigen Kliniken jedoch wird erst nach der Narkoseeinleitung ein Scheitel im Bereich des vorgesehenen Hautschnittes gezogen und die Haare nur in diesem engen Bereich rasiert. Nach klinischer Er-

fahrung führt dieses Vorgehen nicht zu einer Erhöhung der Infektionsrate, wohingegen das nicht zu unterschätzende psychische Trauma der kompletten Schädelrasur vermieden wird.

Vor einer intrakraniellen Operation erhalten die Patienten einen Blasenkatheter. Weniger aus medizinischen Gründen, als zur Schonung des Patienten, empfiehlt sich das Legen des Katheters erst nach der Narkoseeinleitung. Für die Ableitung des Mageninhaltes wird bei intrakraniellen Eingriffen, mit Ausnahme der transsphenoidalen Hypophysektomie, eine naso-gastrische Sonde gelegt.

Die perioperative *Thromboseprophylaxe* wird unterschiedlich gehandhabt. Die erhöhte Blutungsneigung wird im neurochirurgischen Bereich, auch bei niedrigdosierter Heparingabe, sehr gefürchtet. Bei Patienten, die am ersten postoperativen Tag mobilisiert werden, wird in der Regel auf die Thromboseprophylaxe verzichtet. Bei nicht mobilisierten Patienten hingegen wird die Heparingabe am 1. oder 2. postoperativen Tag angesetzt.

Der Nutzen einer routinemäßigen perioperativen *Antibiotikaprophylaxe* wird unterschiedlich beurteilt. Es liegen Untersuchungen vor, nach denen die einmalige Gabe eines gegen Staphylokokken wirksamen Cephalosporins bei der Narkoseeinleitung die Infektionshäufigkeit mindert (Gaillard und Gilsbach, 1991).

# 3. Allgemein anästhesiologisches Management

## 3.1 Zielsetzungen

Die folgenden allgemeinen Zielsetzungen der Anästhesie gewinnen bei neurochirurgischen Patienten besondere Bedeutung, da das Gehirn, als das gegenüber Hypoxie und Hypotonie empfindlichste Organ, besonders davor zu schützen ist:
- Die perioperative Stabilisierung der Vitalfunktionen.
- Die Schaffung von optimalen operativen Bedingungen.
- Die Aufrechterhaltung des zerebralen Perfusionsdruckes.

$$ZPD = MAD - IKD$$

zerebraler Perfusionsdruck =
mittlerer arterieller Druck − intrakranieller Druck

Bei gesunden Personen wird der zerebrale Perfusionsdruck von metabolischen, chemischen und neurogenen Faktoren reguliert und ist bei einem arteriellen Mitteldruck zwischen 50 − 150 mmHg von Schwankungen des systemischen Blutdruckes unabhängig (Autoregulation). Bei Patienten mit pathologischen intrakraniellen Veränderungen ist diese Autoregulation der zerebralen Gefäße zum Teil aufgehoben, das heißt, die zerebrale Durchblutung wird in diesen Bezirken direkt durch den systemischen Blutdruck bestimmt.

Zur Aufgabe des Anästhesisten gehört es, in jedem operativen Bereich optimale operative Konditionen zu schaffen. In der Neurochirurgie, wo die lokalen Verhältnisse durch die Schädelkalotte begrenzt sind, wird versucht, die intrakraniellen Volumina mit konservativen Mitteln zu senken. Das Ziel ist nicht nur ein „relaxiertes Hirn" sondern auch die Verkleinerung der zerebralen Blut- und Liquorkompartimente.

Hierzu existieren zwei Ansätze:
– Anästhetika, die die Hirndurchblutung, den Hirndruck und den Hirnmetabolismus nicht erhöhen. Diese Möglichkeiten werden in diesem Kapitel besprochen.
– Konservative, primär nicht-anästhesiologische Methoden (s.4.).

## 3.2 Narkoseeinleitung

In der Anästhesie gefährdeter Patienten ist die Narkoseeinleitung von herausragender Bedeutung. Dies bezieht sich besonders auf neurochirurgische Patienten, bei denen das Zielorgan der Anästhesie, das Hirn, erkrankt, und durch unsere Manipulation auch pharmakologisch und mechanisch induzierten Einflüssen ausgesetzt ist. Die folgenden Ausführungen über die Einleitung und Aufrechterhaltung der Narkose beziehen sich auf Patienten mit erhöhtem Hirndruck, spezielle Aspekte der Einleitung, wie z.B. in der Aneurysmachirurgie, werden in den entsprechenden Kapiteln gesondert besprochen.

Die Narkoseeinleitung beinhaltet eine Schlafinduktion und präventive Maßnahmen, um die reflektorischen Reaktionen auf die Laryngoskopie und Intubation zu vermeiden oder zumindest zu verringern.

Zur Narkoseeinleitung sind alle üblichen *intravenösen Anästhetika,* mit Ausnahme des Ketamins, verwendbar. Am geeignetsten erscheint immer noch das Thiopental, das beim Menschen den zerebralen Metabolismus und, durch eine zerebrale Vasokonstriktion den erhöhten IKD nachweislich senkt. Die zweite Wirkung ist ausgeprägter als bei anderen Präparaten. Der blutdrucksenkende Effekt des Thiopentals kann bei langsamer, nach Wirkung dosierter Gabe weitgehend vermieden werden. Die Wirkungen des Etomidates sind mit denen des Thiopentals vergleichbar. Ein Vorteil des Etomidates liegt darin, daß es auch in höheren Dosen keine Kreislaufdepression verursacht. Für das Thiopental spricht die längere Wirkdauer; während der nicht-operativen Maßnahmen nach der Einleitung (zentralvenöser Katheter, Rasieren, Lagerung etc.) ist die Hypnose besser gewährleistet. Benzodiazepine (vor allem Flunitrazepam) stellen eine Alternative zu beiden Medikamenten dar, ohne wesentliche Vor- oder Nachteile.

Aus der Reihe der *Opiate* wird in der Neuroanästhesie Fentanyl verwendet. Bei Fentanylgabe unter Spontanatmung kann durch die Hypoventilation leicht eine intrakranielle Druckerhöhung entstehen. Bei normo- oder hyperventilierten Patienten senkt es hingegen den erhöhten Hirndruck. Durch den Abfall des systemischen arteriellen Druckes kann es zur Verminderung des zerebralen Perfusionsdruckes kommen. Sufentanil führt auch unter Hyperventilation zur intrakraniellen Druckerhöhung und ist daher zur Neuroanästhesie ungeeignet. Ähnliches gilt, wenn auch nicht so ausgeprägt, für das Alfentanil (Marx et al., 1988).

*Dehydrobenzperidol*, als Teil der klassischen Neuroleptanästhesie wird zur Narkoseeinleitung bei intrakraniellen Eingriffen nicht mehr verwendet. In Tierversuchen bewirkt es zwar eine zerebrale Vasokonstriktion, beim Menschen wurde die isolierte Wirkung von Dehydrobenzperidol auf die zerebrale Durchblutung und den Sauerstoffmetabolismus nicht untersucht. In Einzelfällen wurde eine passagere Erhöhung des IKD bei geschlossenem Schädel beobachtet. Wichtiger ist, daß es durch einen gleichzeitigen Abfall des systemischen Blutdruckes (potenziert durch Fentanyl), zu einer klinisch relevanten Verminderung der zerebralen Perfusion kommen kann.

Aus der Reihe der *Muskelrelaxantien* wird zur Intubation häufig Succinylcholin eingesetzt. Mit diesem Mittel sind zweifellos am schnellsten die besten Intubationsverhältnisse zu erreichen. Gegen seine Anwendung bei diesem Patientengut sprechen zwei Argumente: Zum ersten kommt es durch die Depolarisation zu einer gesteigerten Muskelaktivität, die zu einem Anstieg des $PaCO_2$ und darüber zur Hirndruckerhöhung führen kann (Lanier et al., 1986). Zum zweiten, und dieser Mechanismus ist wichtiger, trägt die gleichzeitige Histaminausschüttung zur zerebralen Vasodilatation bei. Die zerebrale Durchblutung, gemessen durch transkranielle Dopplersonographie, steigt nach Succinylcholingabe kurzfristig um 60 % (Preuss, 1992). Es wird jedoch oft davon ausgegangen, daß die Erhöhung des IKD nach Succinylcholingabe durch die zerebrale Vasokonstriktion (Thiopental, Hyperventilation) sowie durch die Präkurarisierung, vermeidbar ist (Stirt et al., 1987a; Jaffe und Gronert, 1990). Die Diskussion über die Anwendung von Succinylcholin in der Neuroanästhesie ist noch nicht abgeschlossen.

Aus der Reihe der nicht depolarisierenden Muskelrelaxantien wird für das Atracurium eine, von der Injektionsgeschwindigkeit und der Dosis abhängige, Histaminfreisetzung beschrieben, die aber keine wesentliche klinische Relevanz besitzt (Rosa et al., 1986; Miller and Savarese, 1990). Auch nach Vecuroniumgabe wurde eine, selten auftretende Erhöhung des Plasma – Histaminspiegels beschrieben, jedoch ohne klinische Bedeutung (Cannon et al., 1988). Vecuronium führte in einer anderen Studie, nicht zu einer Erhöhung des IKD bei Patienten mit Hirntumor (Stirt et al., 1987b). Auch bei Pancuronium und Pipecuronium konnten bisher keine diesbezüglichen nachteiligen Reaktionen nachgewiesen werden.

Zusammenfassend, empfiehlt es sich bei Patienten mit einer intrakraniellen Raumforderung die Intubation mit Hilfe eines nicht depolarisierenden Muskelrelaxans durchzuführen, vorausgesetzt, es sind keine Intubationsschwierigkeiten zu erwarten.

Für Patienten mit erhöhtem IKD bewirkt der, bei der Laryngoskopie und Intubation reflektorisch auftretende Anstieg des Blutdruckes und der Herzfrequenz eine zusätzliche Verschlechterung der intrakraniellen Situation. Diese können gleichzeitig zu einer erhöhten Belastung des Herzens und besonders bei Patienten mit kardialen Vorschädigungen zur perioperativen Myokardischämie und Herzinsuffizienz führen. Um diese Reaktionen zu vermindern stehen folgende Möglichkeiten zur Verfügung:
– Hohe Dosen von Thiopental oder Fentanyl (Hypotension!),
– intravenöses Lidocain (1,5 mg/kg) (Hamill et al., 1981),
– intratracheales Lidocain,
– kurzwirkender beta-Blocker, Esmolol 0,5 – 1,0 mg/kg.

Die ersten drei Möglichkeiten bedeuten nur einen Teilschutz, die beste Methode besteht in der Gabe von Esmolol, einem selektiven Beta 1 – Blocker (Cucchiara et al., 1986; Vucevic et al., 1992). Falls es nicht zur Verfügung steht, empfiehlt sich die Kombination der anderen drei Methoden. Die intratracheale Gabe von Lidocain schützt nicht bei der Laryngoskopie, wirkt sich aber durch das Entfallen des Tubusreizes vorteilhaft für die nachfolgende Lagerung aus.

<u>Empfohlene Narkoseeinleitung:</u> (s. auch Tabelle 1)

Einschlafdosis von Thiopental, langsam injiziert. Gleichzeitig Oxygenierung (Präoxygenierung), assistierte, dann kontrollierte Beatmung.

Fentanyl 0.1 bis 0.3 mg, unter Hyperventilation.

Lidocain 1.0 – 1,5mg/kg intravenös.

Vecuronium oder Pancuronium (0.1 mg/kg).

Vor Intubation 2 ml 4% Lidocain intratracheal.

Nach Intubation Beatmung mit Lachgas/Sauerstoff ($FiO_2$ 0.5).

Aufrechterhaltung der Narkose bis zum Hautschnitt mit zusätzlicher Gabe von Thiopental oder Benzodiazepinen, evtl. Fentanyl. Die $FiO_2$ kann nach Blutgasanalyse gegebenenfalls reduziert werden.

## 3.3 Narkoseführung und Narkoseausleitung

Die Narkoseführung paßt sich den folgenden <u>drei Abschnitten der neurochirurgischen Operation</u> an:

1. Die Eröffnung des Schädels ist die schmerzhafteste Phase. Bei geschlossenem Schädel muß mit allen anästhesiologischen Mitteln eine intrakranielle Druckerhöhung sowie eine Zunahme des intrakraniellen Volumens verhindert werden. Da Schmerzreize diese Vorgänge fördern, ist in dieser Operationsphase eine tiefe Analgesie erwünscht.

Die, in dieser Phase der Operation gelegentlich beobachtete Hypertension ohne Pulsanstieg sollte nur dann antihypertensiv behandelt werden, wenn der systolische Blutdruckwert, bei Normotonikern, über 170–180 mmHg steigt. Diese Hypertension ist nicht schmerzbedingt und bildet sich nach der Eröffnung des Schädels in der Regel spontan zurück. Falls eine medikamentöse Therapie erforderlich wird, sind primär nicht vasodilatative Mittel zu bevorzugen (z.b. Thiopental, Beta-Blocker).

2. Die Dura über der Hirnkonvexität und das Hirn selbst sind schmerzunempfindlich. Während der intrazerebralen Operation ist eine Analgesie für die Dauerreize (Lagerung, extrakranielle Klammern, Tubus etc.) erforderlich; die Narkose muß weiterhin die Hypnose und die Bewegungslosigkeit des Patienten sichern.

3. Beim Schließen des Schädels entstehen durch die Manipulation der extrazerebralen Strukturen wieder Schmerzreize, die eine prophylaktische Vertiefung der Analgesie erfordern.

Für die Narkoseführung stehen folgende Medikamente zur Verfügung:

Aus der Reihe der *Opiate* wird Fentanyl bevorzugt (s. 3.2). Zur Ausschaltung des Bewußtseins können Benzodiazepine gegeben werden. Dehydrobenzperidol kommt wegen der oben diskutierten Gründe auch in der Narkoseführung nicht mehr zur Anwendung (s. 3.2).

*Lachgas* bleibt vorerst ein Bestandteil der Neuroanästhesie. Der bekannte, zerebrale vasodilatatorische Effekt des Lachgases ist durch die Vorgabe von Thiopental sowie durch eine mäßige Hyperventilation vermeidbar (Shapiro und Drummond, 1990).

— *Inhalationsanästhetika*

*Halothan* verursacht eine starke zerebrale Vasodilatation mit konsekutiver Erhöhung des zerebralen Blutflusses und des IKD. Diese Wirkungen sind bei bestehender zerebraler Druckerhöhung besonders ausgeprägt und durch eine präventive Hyperventilation nicht mit Sicherheit zu vermeiden. Obwohl diese nachteiligen Wirkungen des Halothans neuerdings in Frage gestellt worden sind (Michenfelder, 1989, 1990), wird es in der Praxis weiterhin gemieden. Die gleichen Effekte sind bei *Enfluran* weniger ausgeprägt und treten unter Hyperventilation nicht auf. Enfluran erhöht die zerebrale Krampfbereitschaft. Diese Wirkung wird durch die Hypokapnie noch verstärkt, so ist auch dieses Mittel für die Neuroanästhesie nicht zu empfehlen.

Die zerebrale Vasodilatation ist unter *Isofluran* am wenigsten ausgeprägt, in der Regel ist sie durch Hyperventilation voll antagonisierbar; dieser Tatsache verdankt die Substanz ihren breiten Einsatz in der Neuroanästhesie (Frost, 1984). Nach dopplersonographischen Untersuchungen bleibt die Autoregulation der zerebralen Gefäße bei hirngesunden Patienten unter Isoflurananästhesie (mit $N_2O$, bei 1.5 MAC, $pCO_2$ 35 mmHg) erhalten, in vergleichbar tiefer Halothannarkose ist sie dagegen aufgehoben (Preuss, 1992). Für das Isofluran spricht weiterhin eine, mit den Barbituraten vergleichbare, zerebrale protektive Wirkung (Milde et al., 1988). Bei intrakranieller Raumforderung sowie bei aufgehobener $CO_2$-Reaktivität der zerebralen Gefäße (z.b. Schädelhirntrauma) ist jedoch die, durch Isofluran verursachte intrakranielle Vasodilatation und Druckerhöhung nicht in jedem Fall durch eine Hyperventilation zu vermeiden (Grosslight et al., 1985; Shapiro und Drummond, 1990). Die $CO_2$-Reaktivität der zerebralen Gefäße bleibt bei Patienten mit Hirnödem unter Isoflurannarkose – im Gegensatz zur Fentanylanästhesie – nicht erhalten (Shah et al., 1990). Dies bedeutet, daß der hirndrucksenkende Effekt der Hyperventilation unter Isoflurangabe in diesem Patientengut ausbleibt. Daher verbietet sich seine Anwendung bis zur Eröffnung der Dura.

Die kontinuierliche intraoperative Infusion von intravenösen Anästhetika (Etomidat, Propofol), als Alternative zum Isofluran oder zur intermittierenden Gabe von Benzodiazepinen wird in einigen Kliniken angewandt, hat sich in der Praxis aber nicht durchgesetzt.

<u>Empfohlene Narkoseführung:</u> (s. auch Tabelle 1)
Nach *Narkoseeinleitung* moderate Hyperventilation ($pCO_2$ ca. 30 mmHg) mit $N_2O/O_2$ ($FiO_2$ = 0.4 – 0.5). Für die Zeit bis zum Hautschnitt intermittierende Benzodiazepingabe (z.B. 0.2 – 0.5 mg Flunitrazepam). Vor schmerzhaften Manipulationen (Kopfeinspannen, Hautschnitt) Infiltration mit Lokalanästhetika und Fentanylgabe.
1. Operationsphase
Vom Hautschnitt bis zur Eröffnung des Schädels Anästhesieführung mit Fentanyl / Benzodiazepin / $N_2O$ / Muskelrelaxans. Bei starker Blutdrucksteigerung Antihypertensiva (z.b. Thiopental, Esmolol, Urapidil).

**Tabelle 1.** Anästhesie bei intrakraniellen Eingriffen. *Kursiv* gedruckte Medikamente sind fakultativ einzusetzen

|  | Prämedikation | Einleitung | Intraoperativ | Postoperativ |
|---|---|---|---|---|
| **A**nalgesie | O | Fentanyl *Lidocain* | Fentanyl $N_2O$ *Clonidin* | *(Fentanyl)* |
| **H**ypnose | Tranquilizer | Thiopental *Benzodiazepin* | *Isofluran Benzodiazepin* Fentanyl $N_2O$ | *Benzodiazepin* |
| **R**elaxation |  | *Succinylcholin* nicht depolarisierendes Muskelrelaxans | | O |

2. Operationsphase

*Aufrechterhaltung der Anästhesie* nach Eröffnen des Schädels mit Isofluran (< 1 MAC) in $N_2O/O_2$ (FiO2 = 0.4 oder höher) und einem nicht depolarisierenden Muskelrelaxans (z.B. Pancuronium, Pipecuronium). Ist Isofluran unerwünscht, kann die hypnotische Wirkung durch die intermittierende Gabe eines Benzodiazepins aufrechterhalten werden, dieses Vorgehen ist allerdings mit erhöhtem Fentanyl- und Relaxantienbedarf verbunden. Die Narkoseführung mit Lachgas/Sauerstoff und hochdosierter Fentanylgabe ist unzweckmäßig: Die Hypnose ist nicht gesichert, die starke Analgesie nicht erforderlich und postoperativ mit einem langen Opiatüberhang verbunden.

3. Operationsphase

Beim Schließen des Schädels Vertiefung der Anästhesie mit:
– Isofluran und
– Clonidin rechtzeitig, titriert (0.05 mg) intravenös, oder 0.15 mg intramuskulär.

Das weitere Vorgehen ist unterschiedlich, je nach dem, ob eine frühzeitige oder eine protrahierte *Narkoseausleitung* vorgesehen ist (Tabelle 2).

# Narkoseführung und Narkoseausleitung

**Tabelle 2.** Leitfaden zur Narkoseausleitung

Unmittelbar postoperative Narkoseausleitung möglich:

- extrakranielle Operation
- transsphenoidale Hypophysektomie
- komplikationslose Aneurysmachirurgie
- Entfernung oberflächlicher, supratentorieller Tumoren
- extra - intrakranielle Bypassoperation
- intrakranielle, extrazerebrale Eingriffe (z.b. Operation nach Janetta)

Indikationen zur protrahierten Narkosausleitung:

- Eingriffe in der hinteren Schädelgrube
- schwierige Blutstillung, Nachblutungsgefahr
- erhöhter intrakranieller Druck
- Hirnödemgefahr
- Möglichkeit von Hirnstamm- oder Hirnnervenschäden
- lange Operationsdauer (> 6 Stunden)
- Auskühlung des Patienten
- Opiatüberhang

Wird eine unmittelbar postoperative Extubation angestrebt, erfolgt nach dem Kopfverband eine Beatmung mit reinem Sauerstoff. Hyperkapnische Phasen sind in der Narkoseausleitung unbedingt zu vermeiden. Die Antagonisierung des Relaxantienüberhanges ist obligat, die des Opiatüberhanges kontraindiziert. Bei gefährdeten Patienten kann drei Minuten vor der Extubation Lidocain (1.5 mg/kg KG) intravenös, zur Abschwächung des Tubusreizes verabreicht werden.

Die unmittelbar postoperative neurologische Untersuchung durch Schmerzreize (Kneifen) und Wachrütteln des Patienten ist strengstens abzulehnen. Sie ist wenig informativ und führt zu Blutdrucksteigerungen und dadurch zu einer möglichen Nachblutung.

Die Narkoseausleitung auf der Intensivstation dient in der Regel der Patientensicherheit. Blutdrucksteigerungen durch das forcierte Erwecken und Kältezittern sowie die unkontrollierte Hypoventilation nach der Extubation werden vermieden (s. auch 5.2.3). In diesem Fall erfolgt die Vertiefung der Narkose bei der Schließung des Schädels in der oben beschriebenen Weise. Am Operationsende und während der Aufhebung der Lagerung empfiehlt sich eine fraktionierte Thiopentalgabe, möglichst unter arterieller Blutdruckkontrolle. Umlagerung und Transport unter reiner Sauerstoffbeatmung. Narkoseausleitung unter optimalem Monitoring auf der Intensivstation.

# *4. Besonderheiten der Neuroanästhesie*

## 4.1 Möglichkeiten der Senkung des erhöhten intrakraniellen Druckes

Der Schädelinhalt besteht aus drei Kompartimenten: Hirn, Liquor und Blut. Dazu kommen raumfordernde Prozesse, wie Tumoren und Hämatome. Die Möglichkeiten der Volumensenkung einzelner Kompartimente sind in Tabelle 3 aufgeführt und werden im Kapitel 4 hiermit gesondert diskutiert.

**Tabelle 3.** Möglichkeiten zur Volumenreduktion der Hirnkompartimente

| | |
|---|---|
| Hirn | – systemische Steroidgabe<br>– osmotische und Schleifendiuretika |
| Blut | – Lagerung<br>– Hyperventilation<br>– Schleifendiuretika |
| Liquor | – Liquordrainage (ventrikulär, spinal)<br>– Lagerung<br>– Schleifendiuretika |

Raumfordernde Prozesse - chirurgischer Eingriff

Die ausgeprägte antiödematöse Wirkung der Glukokortikoide bei Hirntumoren ist bekannt, Dexamethason ist ein fester Bestandteil der perioperativen Behandlung dieser Patienten.

Das präoperative Anlegen eines lumbalen Spinalkatheters ist bei frontobasalen Prozessen (z.B. Aneurysmen, Hypophysentumoren, sowie Liquorfisteln bei Schädelbasisbruch) üblich, um die cysternale Liquormenge zu vermindern. Bei Liquorabflußhindernissen durch Tumoren in der hinteren Schädelgrube wird präoperativ eine Ventrikeldrainage gelegt, um die operative Situation durch einen Liquorablaß zu verbessern.

Die intraoperative, mäßige Hochlagerung des Kopfes über die Herzhöhe erleichtert den venösen Abfluß und verbessert den operativen Situs. Bei der Lagerung zur Operation ist eine Mittellage des Kopfes anzustreben, eine Torsion des Halses führt zum venösen Rückstau in den zerebralen Kreislauf.

> Die Hochlagerung des Operationsfeldes,
> der Liquorablaß,
> die kontrollierte Hyperventilation und
> die Flüssigkeitsrestriktion
>
> sind die entscheidenden intraoperativen Maßnahmen zur Verminderung des intrakraniellen Volumens und zur Schaffung von optimalen Operationsbedingungen.

Im intensivmedizinischen Bereich kann die Hochlagerung des Oberkörpers, bei geschädigter zerebraler Autoregulation (z.B. Schädelhirntrauma, postoperativ), durch den Abfall des systemischen Blutdruckes im Endeffekt zu einer Verminderung des zerebralen Perfusionsdruckes führen (Rosner und Coley, 1986). In der Praxis ist eine Oberkörperhochlagerung von 15° ausreichend, mit Ausnahme der frühen postoperativen Phase nach Eingriffen in der hinteren Schädelgrube (s.5.2.3).

## 4.2 Beatmung

Die Intubation und die kontrollierte Beatmung sind die einzig akzeptierten Techniken in der Neuroanästhesie. Die, durch die kontrollierte Hyperventilation entstehende Hypokapnie führt – bei erhaltener $CO_2$-Reaktivität der zerebralen Gefäße – durch Vasokonstriktion, zu einer drastischen Verminderung der zerebralen Durchblutung und des IKD. In akuten Notsituationen (wie z.b. traumatisches intrakranielles Hämatom) ist die Hyperventilation die effektivste und schnellste Maßnahme zur Senkung des IKD. Dieser Effekt ist prompt, jedoch läßt die Wirksamkeit der kontinuierlichen Hyperventilation nach 12 – 24 Stunden nach. In dieser Zeit equilibriert sich der Liquor-pH mit dem Blut-pH. Der maximale therapeutische Effekt ist bei einem arteriellen $pCO_2$ von 25 – 30 mmHg zu erwarten, unter 20 mmHg ist das Auftreten einer Hypoxie zu befürchten. Das abrupte Absetzen einer über Tage andauernden Hyperventilation führt, durch Liquorazidose, zu einer plötzlichen Erhöhung der zerebralen Durchblutung und des IKD.

Die Hyperventilation soll bei der Narkoseeinleitung so schnell wie möglich erreicht werden. Bei speziellen Eingriffen, wie z.b. in der Anfangsphase der Aneurysmaoperation oder bei intra – extrakraniellen Bypassoperationen ist nur eine leichte Hyperventilation, bzw. Normoventilation erwünscht (s. 6.).

Die *PEEP Beatmung* ist in der Neuroanästhesie, bei geschlossenem Schädel, nur in speziellen Fällen (z.B. schwere pulmonale Gasaustauschstörung) indiziert. Die intrathorakale Druckerhöhung und die Behinderung des venösen Rückflusses führen zur intrakraniellen Drucksteigerung. Der gleichzeitige Abfall des mittleren arteriellen Druckes vermindert den zerebralen Perfusionsdruck weiter. Es ist erstrebenswert, den „best PEEP" auszutitrieren und die möglichen Auswirkungen auf die intrakranielle Pathologie immer vor Augen zu haben (Cooper et al., 1985).

Durch Verbesserung der Thoraxcompliance senken Muskelrelaxation und Sedierung bei beatmeten Patienten den IKD.

## 4.3 Flüssigkeitszufuhr

Im Allgemeinen werden neurochirurgische Patienten in der perioperativen Periode, wegen der Gefahr eines Hirnödems, „trocken" gehalten. Extreme Volumenrestriktion ist aber nicht angebracht. Bei normovolämischen Patienten muß in der Regel das, durch die Nüchternheit verursachte Volumendefizit nicht ausgeglichen werden

(Black und Cucchiara, 1990). Bei der Narkoseeinleitung sollte darauf geachtet werden, daß es nach dem Anlegen mehrerer venöser Zugänge nicht zur unkontrollierten Volumenzufuhr kommt. Die routinemäßige Gabe von kristalloiden oder kolloidalen Lösungen vor Umlagerung in die sitzende Position ist überflüssig (s.5.2.1). Intraoperativ sollte nur soviel infundiert werden, daß Kreislaufstabilität und Nierenfunktion erhalten bleiben.

Aus der Reihe der kristalloiden Lösungen sind die isotonischen glukosefreien Elektrolytlösungen zu empfehlen. Die Befürchtung, daß diese durch die Senkung des plasmaonkotischen Druckes zu erhöhtem Hirnwassergehalt und zur Erhöhung des IKD führen, hat sich nicht bestätigt. Die 5%-ige Glukoselösung ist in der Neuroanästhesie kontraindiziert; nach dem Übertreten der Lösung in das Hirngewebe wird die Glukose metabolisiert und das freiwerdende Wasser kann zum klinisch relevanten Hirnödem führen (Sieber et al., 1987). Ein weiteres Argument zur Vermeidung glukosehaltiger Lösungen bei diesen Patienten ist die experimentelle und klinische Beobachtung, nach der bei erhöhtem Serum-Glukose-Spiegel ischämische Episoden zu ausgedehnteren Läsionen im zentralen Nervensystem führen (Lanier et al., 1987).

Kolloidale Lösungen dienen als Volumenersatzmittel bei intraoperativem Blutverlust. Der Volumeneffekt, die Wirkungsdauer, die minimalen Nebenwirkungen und auch der Preis sprechen für die *Hydroxyäthylstärke*. Für Human-Albumin gibt es in der Neuroanästhesie keine Indikation.

Eine Bluttransfusion erfolgt nach den allgemeinen anästhesiologischen Prinzipien. Das Öffnen des Schädels, besonders bei großen Kraniotomien, ist oft mit erheblichem Blutverlust verbunden (bis 500ml), der leicht unterschätzt wird. Dieser Verlust muß jedoch nur in Ausnahmefällen mit Blut ersetzt werden. Eine intraoperative Transfusion ist verhältnismäßig selten erforderlich. Seit der Einführung der mikrochirurgischen Operationstechnik kommen die, früher häufig gesehenen dramatischen Blutungen, so gut wie nicht mehr vor.

## 4.4 Diuretikatherapie

Zur Dehydration des Hirnparenchyms werden Osmodiuretika und Schleifendiuretika verwendet.

Osmodiuretika bewirken bei intakter Blut-Hirn-Schranke eine Entwässerung des Hirngewebes. Bei Schädigungen dieser Schranke, wie z.b. im Bereich eines Traumas, eines Tumors oder operativer Eingriffe, treten dagegen diese Substanzen selbst in das geschädigte Parenchym über. Der therapeutische Effekt liegt in diesem Falle im Wasserentzug aus dem intakten Hirngewebe.

Aus der Reihe dieser Verbindungen wird dem *Mannitol* der Vorzug gegeben. Neben dem obigen Mechanismus senkt Mannitol die Liquorproduktion und hat eine zerebroprotektive Wirkung. Die klinische Relevanz dieser Beobachtungen ist jedoch noch unklar.

Der Wirkungseintritt beginnt nach 10 – 15 Minuten. Die Dosierung wurde in den letzten Jahren zurückhaltender gehandhabt; die allgemeine Empfehlung lautet: 0.25 – 0.5 g/pro kg KG des 20 %-igen Mannitols, in etwa 20 Minuten, durch einen zentralvenösen Katheter infundieren. Diese Dosis hat eine Wirkungsdauer von etwa 5 Stunden, sie kann jedoch auch früher wiederholt werden. Höhere Dosen steigern die Wirkung nicht. Durch die gleichzeitige Gabe von Furosemid wird die Wirkung des Mannitols potenziert und die renale Ausscheidung beschleunigt.

Die Gabe von Mannitol ist auch mit Nebenwirkungen behaftet. Besonders bei wiederholter Gabe, kommt es zum Elektrolytverlust. Bei herzinsuffizienten Patienten kann eine vorübergehende intravasale Volumenüberlastung auftreten. Unmittelbar nach Mannitolgabe sinkt der arterielle $pO_2$ vorübergehend, möglicherweise als Folge eines pulmonalen interstitiellen Ödems, bis zum Einsetzen der Diurese (Edde und Smalley, 1979). Die „rebound Erhöhung" des IKD nach Abklingen der Mannitolwirkung konnte bisher klinisch nicht belegt werden. Mannitol ist relativ kontraindiziert bei geschlossenem Schädel in der Aneurysmachirurgie sowie bei Patienten mit intrakraniellem Hämatom.

Schleifendiuretika, in der Praxis das *Furosemid*, stellen eine Alternative zum Mannitol dar. Furosemid ist frei von den oben genannten Mannitolnebenwirkungen und kann in ausgewählten Fällen eingesetzt werden. Das Mannitol ist nach der klinischen Erfahrung jedoch deutlich wirksamer, somit bleibt das Furosemid das Diuretikum der zweiten Wahl in der Neuroanästhesie.

Mit der Verfeinerung der mikrochirurgischen Technik und der perioperativen Flüssigkeitsrestriktion stellt sich die Indikation zur intraoperativen Entwässerung seltener. In manchen Kliniken wird Mannitol nur in Ausnahmefällen, bei sonst nicht beherrschbarem Hirnödem, vor allem in der Aneurysmachirurgie, gegeben.

## 4.5 Monitoring

**4.5.1 Das hämodynamische Monitoring** neurochirurgischer Patienten beinhaltet routinemäßig das EKG, die blutige direkte arterielle Druckmessung, bevorzugt in der Arteria radialis und die Messung des zentralvenösen Druckes. Die Aussagekraft des präoperativen Allen-Testes, um die Funktion der Kollateralverbindung zwischen der Arteria radialis und Arteria ulnaris zu prüfen, ist umstritten (Stanley and Reves, 1990); er wird jedoch allgemein empfohlen. Um den intrakraniellen Blutdruck messen zu können, muß der Druckdom in der Höhe der Schädelbasis plaziert oder entsprechend der Höhendifferenz geeicht werden. Ein Pulmonaliskatheter sollte nur bei kardiopulmonalen Erkrankungen, in absolut indizierten Fällen gelegt werden; die Komplikationen dieser Technik können für neurochirurgische Patienten besonders schwere Folgen haben (z.B. Verlegung der Jugularvene). Das Legen eines Pulmonaliskatheters zur Diagnostik und Therapie der venösen Luftembolie bei sitzenden Patienten ist als Routineverfahren nicht zu empfehlen.

### 4.5.2 Die Kontrolle der Beatmungsparameter

Beatmungsdrucke, Atemfrequenz, Atemzug- und Atemminutenvolumen, inspiratorische $O_2$- und exspiratorische $CO_2$-Konzentration gehören zur Routine. Die Messung der exspiratorischen Anästhetikakonzentration ist, besonders bei low – flow Anästhesie sehr hilfreich. Besonders zu empfehlen ist die kontinuierliche Überwachung der Sauerstoffsättigung des Hämoglobins mittels eines Pulsoxymeters. So sind unvorhergesehene hypoxische Phasen schnell zu erkennen, die gerade bei diesem Patientengut von besonderer Wichtigkeit sind. Wiederholte Blutgasanalysen sind Bestandteil der intraoperativen Überwachung.

Die Bedeutung der kontinuierlichen Messung der Kerntemperatur (rektal oder oesophageal) ist durch die lange Operationsdauer gegeben. Das Legen eines Blasenkatheters und die stündliche Bestimmung der Urinausscheidung gehören ebenfalls zur Routine.

### 4.5.3 Die intrakranielle Druckmessung

Der normale intrakranielle Druck liegt unter 20 mmHg. Die Messung des IKD erfolgt intraventrikulär, subdural oder epidural. Die theoretischen Vorteile der intrakraniellen Druckmessung sind die Folgenden:
– Erkennung der intrakraniellen Druckerhöhung,
– Liquorablaß bei intraventrikulärem Katheter,
– Therapiekontrolle,
– prognostische Aussage.

Die intrakranielle Druckmessung ist in vielen Kliniken ein Routineverfahren in der neurochirurgischen Intensivtherapie, dagegen wird sie intraoperativ nur ausnahmsweise angewendet. Ohne Zweifel vermittelt eine kontinuierliche Druckmessung während der Narkoseeinleitung wichtige, praktische Informationen, das Legen einer Drucksonde nur zu diesem Zweck scheint jedoch kaum indiziert. Bei bereits liegendem Ventrikelkatheter und vorhandener Monitoreinheit kann bei gefährdeten Patienten eine Druckmessung in Erwägung gezogen werden. Ein intraoperatives Monitoring empfiehlt sich bei Vorliegen eines frischen Schädelhirntraumas, während der chirurgischen Versorgung zusätzlicher Verletzungen (Gesichtsschädel). Die intraoperative Druckmessung bei offenem Schädel erübrigt sich.

## 4.5.4 Elektrophysiologisches neurologisches Monitoring

Das routinemäßige intraoperative *EEG*-Monitoring liefert weder dem Neurochirurgen (Lokalisation) noch dem Anästhesisten (Narkosetiefe) klinisch praktische Information. Eine Ausnahme bildet die Epilepsie-Chirurgie, hier kann mittels EEG der epileptogene Fokus lokalisiert werden.

Neue Perspektiven der neurologischen Überwachung eröffneten sich durch die intraoperative Anwendung der in der neurologischen Diagnostik verwendeten *sensorisch evozierten Potentiale*. Bei dieser Methode handelt es sich um die wiederholte Reizung bestimmter Nervenbahnen. Um die, auf die gegebenen Reize erfolgten spezifischen Antworten zu registrieren, werden die Antwortsignale gefiltert; nur identische Potentiale werden per Computertechnik extrahiert (average), Spontanaktivitäten und Artefakte werden eliminiert. Je höher die Zahl der Stimulation ist (mehrere Hunderte oder Tausende), desto sauberer, aussagekräftiger und frei von Artefakten sind die evozierten Potentiale.

Abhängig von Stimulationsort und Ableitungsstelle, zeigen verschiedene Bahnen konstante, reproduzierbare evozierte Potentiale. Die zwei grundlegenden konkreten Eigenschaften der erhaltenen Kurven sind die Latenzzeit nach dem Stimulus (Millisekunden) und die Kurvenamplitude (Mikrovolt); pathologische Veränderungen sind anhand dieser beiden Parameter erkennbar.

Je nach Stimulations- und Ableitungsort sowie nach Art des Stimulus lassen sich folgende sensorisch evozierten Potentiale unterscheiden (s. auch Abb.1):

– somatosensorisch evozierte Potentiale
 Stimulation : elektrischer Strom
   N. medianus, N. tibialis posterior, etc.
  Ableitung: transkraniell über dem somatosensorischen Kortex,
   Hals- und Wirbelsäulenbereich
– akustisch evozierte Hirnstammpotentiale
 Stimulation : Geräusch (click)
   N. acusticus

Ableitung: transkraniell über dem Vertex
- visuell evozierte Potentiale
Stimulation : Licht (flash)
   N. opticus
Ableitung : transkraniell über dem Occipitalpol

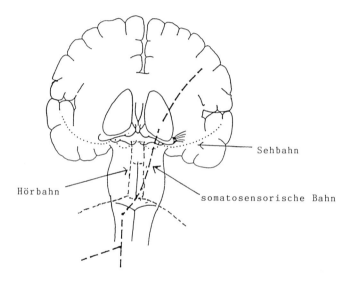

**Abb. 1.** Bahnen, die mit sensorisch evozierten Potentialen überwacht werden können

In letzten Jahren wurden zunehmend auch *motorisch evozierte Potentiale* in der neurologischen Diagnostik angewendet. Bei dieser Technik erfolgt die Stimulation in Form von Einzelreizen, transkraniell über dem motorischen Kortex und die Ableitung über peripheren motorischen Nerven.

Die evozierten Potentiale werden in der neurologischen Diagnostik, in der Hirntoddiagnostik (akustisch evozierte Potentiale), in der Prognosestellung bei schädelhirntraumatisierten Patienten, in der Forschung zentral wirkender Medikamente (z.B. Anästhetika) und intraoperativ, zur Überwachung von Nervenbahnen sowie zur Diagnose hypoxischer Ereignisse verwendet.

*Die Indikation* zur intraoperativen Ableitung evozierter Potentiale ist bei der Gefahr von Nervenschädigungen gegeben. Die auf dem Bildschirm auftretenden pathologischen Veränderungen sind Folge von lokaler Gewebehypoxie (intraoperative Retraktion, Kompression), bei groben mechanischen Schädigungen (Durchschneiden) sind keine Potentiale abzuleiten. Intraoperativ auftretende globale Schädigungen wie Hypoxie oder Überdosierung von Narkotika können durch die kortikalen Ableitungen evozierter Potentiale sofort diagnostiziert werden.

Intraoperativ werden somatosensorisch evozierte Potentiale vor allem in der Wirbelsäulenchirurgie (Skoliosis Korrekturen, Rückenmarkstumoren) und in der Carotischirurgie angewandt, wobei die zweite Indikation umstritten ist (Michenfelder, 1987). In der Neurochirurgie sind sie in jedem operativen Bereich anwendbar, in dem sensorische Bahnen Schädigungen ausgesetzt werden, sowohl bei peripheren Nerven als auch im zentralen Nervensystem. Akustisch evozierte Potentiale können bei chirurgischen Eingriffen im Hirnstammbereich und bei Operationen in der Nähe des VIII. Hirnnervs (Hörverlust) eingesetzt werden. Die Ableitung von akustisch evozierten Potentialen bei der Entfernung eines Akustikusneurinoms ist die häufigste klinische Anwendung dieser Methode. Visuell evozierte Potentiale sind theoretisch zur Überwachung von Operationen im Chiasmabereich (Hypophysentumor, Aneurysma) geeignet.

Anästhetika beeinflussen unterschiedlich die Latenzzeit und Amplitude *kortikal* abgeleiteter evozierter Potentiale. Für eine routinemäßige kortikale Ableitung von somatosensorisch evozierten Potentialen ist eine Narkoseführung mit Inhalationsanästhetika (0.5 – 0.75 MAC) und Lachgas (Sebel et al., 1986; Samra et al., 1987) oder mit Fentanyl (Pathak et al., 1984; Schubert et al., 1986) geeignet. Akustisch evozierte Potentiale werden wegen der subkortikalen Ableitungsstellen durch Anästhetika weniger beeinflußt. Visuell evozierte Potentiale sind gegenüber Anästhetika sehr empfindlich, die Interpretation intraoperativer Ableitungen ist schwierig. Viele Anästhetika vermindern die Amplitudengröße von motorisch evozierten Potentialen, dieser Effekt ist unter Lachgas (Zentner et al.,

1989) und Isoflurannarkose (0.2 – 0.6 Vol%) (Kalkman et al., 1991) am stärksten ausgeprägt. Bei der jeweils angewandten Narkosetechnik muß intraoperativ eine gleichbleibende Anästhesietiefe gewährleistet sein, um sicher zu stellen, daß die Änderungen der abgeleiteten Potentiale auf operative und nicht auf anästhesiologische Maßnahmen zurückzuführen sind.

Eine klinische Messung der Tiefe einer kombinierten Allgemeinnarkose mit evozierten Potentialen ist nicht möglich. Lediglich für Halothanmononarkosen wurde eine Verlängerung der Latenzzeit von visuell evozierten Potentialen parallel zur Erhöhung der „endtidal" Konzentration beschrieben (Uhl et al., 1980).

Die intraoperative Ableitung evozierter Potentiale wird in mehreren neurochirurgischen Kliniken praktiziert. Wegen gewissen Schwierigkeiten in der Technik und in der Interpretation und nicht zuletzt wegen des hohen Preises ist das Verfahren jedoch noch nicht zur Routine geworden.

Die direkte *intrakranielle Stimulation des Nervus facialis* ist bei Operationen in der hinteren Schädelgrube (Akustikusneurinom) üblich, um die Intaktheit des Nerven zu überwachen. Die Reizantwort kann in der Gesichtsmuskulatur visuell kontrolliert werden. Eine Vollrelaxation des Patienten muß in dieser Operationsphase vermieden werden (s.5.2.3).

Das Monitoring der *neuromuskulären Übertragung* empfiehlt sich bei jedem neurochirurgischen Eingriff. Es dient der Sicherung der Bewegungslosigkeit des Patienten in der intraoperativen Phase und der Kontrolle der aufgehobenen Muskelrelaxation am Operationsende. Für das Monitoring sind die Geräte mit der Möglichkeit einer „train of four" Stimulation, bei visueller Kontrolle geeignet.

Das spezielle Monitoring bei neurochirurgischen Operationen in sitzender Patientenposition ist in Kapitel 5.2 beschrieben.

## 4.6 Präoperative Analgesie

Im Experiment bewirken periphere Nervenläsionen starke und lang (bis zu mehreren Stunden) anhaltende Impulserregungen, die auch durch hochdosierte Opiatgaben nicht ganz unterdrückt werden. Eine präläsionale, niedrigdosierte Opiatgabe, oder eine Regionalanästhesie können Dauer und Intensität dieser ausgelösten Impulse drastisch vermindern. Dieses Phänomen ist auch im klinischen Bereich nachweisbar und stellt die theoretische Basis der präoperativen Analgesie dar (Wall, 1988).

Durch Schmerzen oder reflektorisch (Intubation) ausgelöste Blutdrucksteigerungen sind neurochirurgische Patienten besonders gefährdet. Während der Narkoseeinleitung und in der Anfangsphase der Operation bei geschlossenem Schädel, können hypertensive Phasen, vor allem bei geschädigter Blut-Hirn-Schranke, zu intrazerebralen Hämorrhagien führen. Deswegen sollte von allen möglichen präventiven Maßnahmen Gebrauch gemacht werden.

Intravenöse Gaben von Opiaten, beta-Blockern und Lokalanästhetika (letztere auch intratracheal) vor der Intubation vermindern die durch intraorale und intratracheale Manipulation ausgelösten, reflektorischen sympathischen Reaktionen (s.3.2).

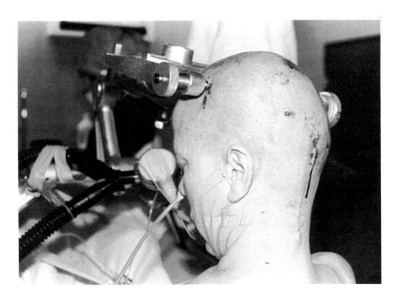

**Abb. 2.** Eingespannter Schädel

Die Lokalanästhesie vor dem Einspannen des Kopfes, (Levin et al., 1989) und vor dem Hautschnitt (Engberg et al., 1990) bewirkt eine, auch mit hochdosierter Fentanylgabe nicht erreichbare, effektive Analgesie in dieser schmerzhaftesten Phase der Operation (Abb.2). Die sonst häufig beobachtete hypertensive Reaktion bleibt aus oder wird deutlich vermindert. Es ist denkbar, daß die Lokalanästhesie des Hautschnitts am Ende der Operation eine ähnlich günstige analgetische Wirkung hat, bei gleichzeitiger Narkotikaeinsparung.

Für Patienten mit Begleiterkrankungen wie z.B. einer koronaren Herzkrankheit oder einer Hypertonie, wirkt sich die Vermeidung hypertoner Reaktionen zusätzlich kardioprotektiv aus.

## 4.7 Postoperative Analgesie

Starke akute Schmerzen, als Folge der Kraniotomie, treten selten auf. Die intrakraniellen Strukturen sind, bis auf Teile der Dura mater und venöser Sinus, schmerzunempfindlich; die Kopfhautwunde ist – im Gegensatz zu einer Laparotomiewunde – weitgehend ruhig gestellt und somit wenig schmerzhaft. Eine Opioidgabe bei Wundschmerzen ist nicht erforderlich und in der frühen postoperativen Phase, wegen der Möglichkeit einer Atemdepression kontraindiziert. Diese Patienten benötigen in der Regel keine oder, meist nach Operationen in der hinteren Schädelgrube, peripher wirksame Analgetika.

Patienten nach Laminektomie und Hemilaminektomie empfinden starke postoperative Schmerzen, die gut auf intravenös titrierte Opioide (z.B. Piritramid) ansprechen. Mikrochirurgisch durchgeführte Bandscheibenoperationen verursachen deutlich weniger Schmerzen, die ca. 24 – 48 Stunden anhalten. Sie sind mit peripher wirksamen Analgetika (z.B. 1000mg Paracetamol) oder schwachen Opioiden (Tramadol 100mg) gut therapierbar (Kiss und Kilian, 1992).

# 5. Anästhesie für intrakranielle Tumorchirurgie

## 5.1 Supratentorielle Eingriffe

Patienten mit einem supratentoriell sitzenden Hirntumor bieten je nach Lokalisation, Größe und Wachstumsgeschwindigkeit der Geschwulst ein buntes neurologisches Bild. Diese Tumoren sind entweder gutartig (Meningeom), von niedrigem Malignitätsgrad (z.b. Astrozytom I. – II., Oligodendrogliom) oder hochmaligne (Glioblastom, Metastase). Bei gutartigen Tumoren ist eine kurative Operation oft möglich, bei den übrigen ist der Eingriff palliativ. Im Falle maligner Tumoren ist die Operation in der Regel nicht lebensverlängernd, lediglich die Lebensqualität wird vorübergehend deutlich verbessert.

Die generellen Prinzipien der Narkoseführung bei diesen Patienten werden im Kapitel 3. besprochen. Im folgenden werden die einzelnen, bei den jeweiligen Tumorarten oder Lokalisationen bestehenden speziellen anästhesiologischen Gesichtspunkte hervorgehoben.

*Meningeome* sind jahrelang wachsende Tumoren, die oft lange unbemerkt bleiben und zunehmende neurologische, manchmal auch psychische Symptome verursachen. Bei diesen oft recht großen Tumoren wird wegen der Rezidivgefahr bei zurückgelassenen Tumorresten, in der Regel eine vollständige Tumorexstirpation angestrebt. Oft sind wichtige Strukturen durch den Tumor ummauert, (z.B. Arteria carotis interna), die die Präparation erschweren und die Operation in die Länge ziehen. Operationen von 8–10 Stunden Dauer sind keine Seltenheit, daher müssen alle Möglichkeiten, den Patienten vor Lagerungsschäden und Auskühlung zu bewahren, ergriffen werden. Der Blutverlust bei langdauernden Operationen wird leicht unterschätzt. Die Sickerblutung aus dem gefäßreichen Meningeom macht gelegentlich eine Transfusion erforderlich. Um den Blutverlust zu vermindern, empfiehlt sich intraoperativ eine moderate Hypotension (mittlerer arterieller Druck etwa 80 mmHg) zu induzieren, am einfachsten mit Isofluran. Bei postoperativer Nachblutungsgefahr, bei Auskühlung sowie nach langdauernder Operation sollte die Narkoseausleitung auf der Intensivstation erfolgen (s.Tabelle 2).

Die palliative Resektion eines *Glioblastoms* oder einer *Metastase* ist in der Regel eine verhältnismäßig kurzdauernde Operation. Wegen des oft bestehenden, deutlich erhöhten IKD bei diesen Patienten ist in der Phase der Narkoseeinleitung Vorsicht geboten. Diese Patienten werden postoperativ in der Regel schnell wach und können umgehend extubiert werden. Durch den Wegfall des erhöhten IKD erholen sich die Patienten innerhalb weniger Stunden und befinden sich in deutlich besserem Allgemeinzustand als vor der Operation.

Die in der *Hypophysengegend* wachsenden Tumoren (Meningeome, Craniopharyngeome etc.) oder Aneurysmen können durch Kompression der Hypophysenlappen zur Hormonunterproduktion führen. Weitere Folgen sind Hydrocephalus, Hirnnervenkompression (am häufigsten der N. opticus), Infiltration des Sinus cavernosus, hypothalamische Störungen. Aus der Reihe hormonproduzierender Tumoren des Hypophysenvorderlappens führt das Prolaktinom zur Amenorrhoe und Galactorrhoe bei Frauen, bzw. zu Libido- und Potenzstörungen bei Männern. Bei einer Überproduktion des Wachstumshormons kommt es zum Gigantismus bei Kindern und zur Akromegalie bei Erwachsenen. Adrenocorticotropes Hormon produzierende Adenome führen zum zentralen Cushing-Syndrom.

Präoperativ müssen ein Hormonstatus erhoben, sowie metabolische und Elektrolytstörungen ausgeglichen werden. Eine perioperative Steroidsubstitution ist in der Regel erforderlich (s.5.3). Die operative Präparation erweist sich häufig als schwierig und langdauernd. Die intraoperative Überwachung beinhaltet in einigen Kliniken auch die visuell evozierten Potentiale. Postoperativ kann es zum Auftreten eines Diabetes insipidus kommen.

Patienten mit Tumoren in der Großhirnhemisphäre haben oft eine länger bestehende *Hemiplegie*. Diese Tatsache hat mehrere anästhesiologische Konsequenzen. Die Gabe von Succinylcholin ist bei diesen Patienten, wegen der Gefahr der Induzierung einer Hyperkaliämie, kontraindiziert. Außerdem ist die Muskulatur der hemiplegischen Seite gegenüber nicht depolarisierenden Muskelrelaxantien weniger empfindlich (Graham, 1980); falls das Monitoring der neuromuskulären Übertragung am plegischen Arm durchgeführt wird, kommt es zu einer Unterschätzung des Relaxationsgrades und zu einer Relaxantienüberdosierung. Aus diesem Grund sollte das Monitoring am nicht-plegischen Arm durchgeführt werden.

## 5.2 Operationen in der hinteren Schädelgrube

Tumoren in dieser Lokalisation sind meistens gutartig, am häufigsten handelt es sich um Akustikusneurinome. Maligne Tumoren sind oft Metastasen, oder im Kindesalter Medulloblastome. Das anästhesiologische Vorgehen unterscheidet sich von der Versorgung bei supratentoriellen Eingriffen in Patientenlagerung, Monitoring sowie im postoperativen Management.

Die hintere Schädelgrube ist bei der üblichen Rückenlage des Patienten chirurgisch nicht angehbar. Daher wird der Patient entweder liegend über die Längsachse gedreht oder in die sitzende Position gebracht. Bei der ersten Möglichkeit sind die beiden häufigsten Varianten die Halbseitenlage mit Kopfdrehung und die Bauchlage. Das anästhesiologische Management ist in diesen Fällen mit dem Vorgehen in der Rückenlage vergleichbar. Die sitzende Position dagegen stellt eine der echten Herausforderungen in der Neuroanästhesie dar (Abb. 3).

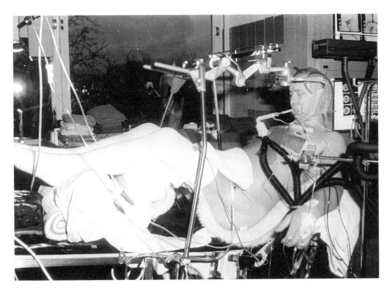

**Abb. 3.** Sitzende Lagerung

## 5.2.1 Die sitzende Position

Die sitzende Patientenposition bietet die folgenden chirurgischen Vorteile:
- Besserer operativer Zugang, weniger Hirnretraktion,
- geringerer Blutverlust,
- erleichterter Liquorabfluß
- weniger Hirnnervenschäden,
- einfaches Monitoring der Gesichtsmuskulatur.

Die Nachteile der sitzenden Position in der Reihenfolge ihrer klinischen Bedeutung:
- Venöse Luftembolie,
- paradoxe Luftembolie,
- komplexer Lagerungsvorgang,
- Lagerungsschäden.

Die gefürchtete Hypotension, als Folge der sitzenden Position, tritt nicht häufiger als bei liegenden Patienten auf (Black et al.,

1988). Bei sitzenden, narkotisierten Patienten wird der Abfall des Herzschlagvolumens durch die Erhöhung des peripheren vaskulären Widerstandes kompensiert. Die Pulsfrequenz kann erhöht sein. Ein präventives „Auffüllen" des Patienten mit kolloidalen oder kristalloiden Lösungen ist normalerweise unnötig. Dies bezieht sich vor allem auf die Neuroleptanästhesie (Huse und Wiecken, 1979; Marshall et al., 1983), die in der Anfangsphase der Operation üblich ist (s. 3.3). Insgesamt ist, aus anästhesiologischer Sicht, die Morbidität und Mortalität bei der sitzenden Position nicht höher als bei der liegenden Position. In einer retrospektiven Studie über 579 Patienten war bezüglich der Häufigkeit hypotensiver Phasen und postoperativer kardiopulmonaler Komplikationen kein Unterschied zwischen beiden Lagerungen festzustellen. Venöse Luftembolien traten häufiger (45% contra 12%) bei sitzenden Patienten auf, der Blutverlust hingegen war deutlich geringer und postoperative Störungen der Hirnnervenfunktionen kamen seltener vor als nach liegender Position (Black et al., 1988).

### 5.2.2 Die venöse Luftembolie

Die venöse Luftembolie ist aus anästhesiologischer Sicht das Hauptrisiko dieser Lagerung. Falls bei dem sitzenden Patienten der lokale venöse Druck unter dem atmosphärischen Druck liegt, wird bei der Eröffnung einer Vene die Luft intravasal eingesogen und in den rechten Vorhof weiter transportiert. Niedriger zentralvenöser Druck und mangelhafte chirurgische Technik fördern das Auftreten einer Luftembolie (Shapiro und Drummond, 1990). Sie tritt bei jeder zweiten bzw. dritten Operation, auch mehrfach, auf. Die venöse Luftembolie entsteht am häufigsten in der Anfangsphase der Operation, bei der Eröffnung der Venen in der Muskulatur des Kopf- und Halsbereiches, sowie intrakraniell bei der Verletzung größerer Venen und venöser Sinus. Sie kann jedoch jederzeit intraoperativ und auch unmittelbar postoperativ, bei der Entfernung der Dorne von der Kopfhalterung auftreten (Hey et al., 1983). Kleinere Mengen führen zunächst mechanisch, später auch reflektorisch zum Teilverschluß der pulmonalen Strombahn, große Luftmengen können ein mechanisches Abflußhindernis aus dem rechten Herzen verursachen. Die venöse Luftembolie kann plötzlich, als Folge der Verletzung einer großen Vene auftreten, häufiger aber als langsame Luftansammlung bei einem „Leck" kleiner, kaum sichtbarer Venen. In leichten Fällen kommt es zur pulmonalen Gasaustauschstörung, in seltenen, schweren Fällen zusätzlich zu Blutdruckabfall und Rhythmusstörungen.

**Tabelle 4.** Venöse Luftembolie

| | |
|---|---|
| Vorbeugung: | – präoperative Normovolämie |
| | – Sicherung des venösen Rückflusses Wickelung der unteren Extremitäten ausgeglichene Lagerung |
| | – vorsichtiges chirurgisches Vorgehen |
| | – evtl. PEEP Beatmung |
| Monitoring: | – präkordialer Ultraschalldetektor |
| | – exspiratorischer und arterieller pCO2 |
| | – zentralvenöser Druck |
| | – Oesophagusstethoskop |
| | – evtl. exspiratorische N-Konzentration |
| | – evtl. transoesophageale Echokardiographie |
| | – evtl. Pulmonaliskatheter |
| Therapie: | – reine Sauerstoffbeatmung |
| | – Luftabsaugung durch den zentralvenösen Katheter |
| | – nasse Abdeckung des Operationsfeldes |
| | – externe Jugulariskompression |
| | – evtl. PEEP Beatmung |
| | – evtl. Rückenlage |

Vorbeugung und Monitoring der venösen Luftembolie bestimmen die präoperativen anästhesiologischen Vorbereitungen sowie die Narkoseführung (Tabelle 4).

Als zentralvenöser Katheter wird üblicherweise ein Spezialkatheter plaziert, der distal über eine Strecke von ca. 7cm spiralförmig angeordnete Seitenöffnungen hat. Die Spitze des Katheters sollte in der Mitte des Vorhofs, die proximale Seitenöffnung in der Vena cava

Operationen in der hinteren Schädelgrube 37

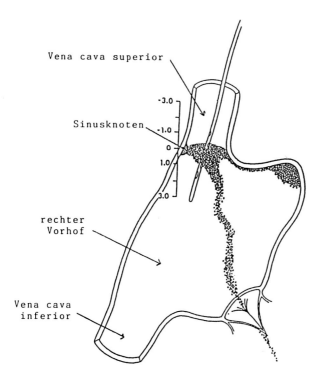

**Abb. 4.** Lage des Vorhofkatheters. Cucchiara et al. (1989), mit freundlicher Genehmigung von J.B.Lippincott Company, Philadelphia

superior liegen (Abb.4). Die Katheterlage wird unter Röntgendurchleuchtung kontrolliert.

Der präkordiale Ultraschallmonitor wird über der rechten Herzhälfte fixiert. Die genaue Lokalisation erfolgt unter akustischer Kontrolle; durch schnelle Wasserinjektion in den zentralvenösen Katheter werden inhomogene, mit der Lufteinschwemmung vergleichbare Geräusche induziert. Der präkordiale Ultraschallmonitor stellt die empfindlichste Routinemethode zur Entdeckung venöser Luftembolien dar. Signalisiert werden bereits klinisch irrelevante Luftmengen (0.5 ml), so daß rechtzeitige präventive Maßnahmen möglich sind. Die transoesophageale

Echokardiographie ist noch spezifischer und das Verfahren der nahen Zukunft (Muzzi et al., 1990).

Ein anderweitig nicht erklärlicher Abfall der exspiratorischen $CO_2$-Konzentration (Totraumventilation) bei erhöhtem arteriellen $CO_2$-Partialdruck weist ebenfalls auf eine Luftembolie hin. Eine Hypoxämie entsteht nur bei großer Luftembolie. Die übrigen aufgelisteten Methoden kommen nicht routinemäßig zur Anwendung (Tabelle 4).

Bei eingetretener venöser Luftembolie wird der Chirurg informiert, auf reine Sauerstoffbeatmung umgestellt und es wird versucht, die Luft durch den zentralvenösen Katheter abzusaugen. Gleichzeitig wird der operative Bereich naß abgedeckt bzw. auf Leckmöglichkeiten überprüft. In schweren Fällen kann die beidseitige Jugulariskompression versucht werden. Bei arteriellem Druckabfall werden Sympathomimetika gegeben und der Patient unter Umständen in die Rückenlage gebracht. Es kommt nur äußerst selten zu einer solch schweren Luftembolie, daß ein Abbruch der Operation erforderlich wird oder der Patient intraoperativ verstirbt.

Die Beatmung mit PEEP gehörte lange Zeit zur Routineprophylaxe und -therapie der Luftembolie. Massive Luftembolien sind zwar dadurch nicht zu vermeiden, jedoch läßt sich die Häufigkeit kleinerer Embolien vermindern. Seit einigen Jahren ist bekannt, daß der rechte Vorhofdruck, unter PEEP, besonders nach dem Auftreten einer venösen Luftembolie, den linken Vorhofdruck plötzlich übersteigen kann. Ist Luft im rechten Vorhof vorhanden, kann es bei dieser Druckkonstellation, bei funktionell offenem Foramen ovale, zu einer arteriellen Luftembolie vor allem in den zerebralen und koronaren Kreislauf kommen (Perkins und Bedford, 1984). Durch die transoesophageale Echokardiographie kann dieses Ereignis, als *„paradoxe Luftembolie"* bezeichnet, visualisiert werden (Cucchiara et al., 1985). Diese Komplikation kann schwere zerebrale Dauerschäden bzw. den Tod zur Folge haben (Simini et al., 1989). Ob Luft auch transpulmonal in klinisch relevanter Menge auf die arterielle Seite gelangen kann, ist noch umstritten. Eine letzte Entscheidung über die PEEP Anwendung ist noch nicht gefallen, aber ihre Popularität bei dieser Indikation ist rückläufig.

## 5.2.3 Anästhesiologisches Vorgehen

Operationen in der hinteren Schädelgrube werden fast ausschließlich elektiv durchgeführt. Bei drohender Einklemmung wird zunächst ein ventrikulo-atrialer oder ventrikulo-peritonealer Shunt angelegt. In den *präoperativen Untersuchungen* ist die Beurteilung der kardiovaskulären Stabilität von entscheidender Bedeutung. Die Operation und die postoperative Phase sind von reflektorischen Blutdrucksteigerungen begleitet, die auch bei kreislaufgesunden Patienten mit der Gefahr der Hämatombildung verbunden sind. Die medikamentöse Einstellung einer Hypertonie ist unerläßlich, da die zerebrale Autoregulation bei diesen Patienten teilweise aufgehoben ist und Änderungen des systemischen arteriellen Druckes unmittelbare Folgen auf die zerebrale Zirkulation haben. Eine bestehende Hypovolämie (Hypertonie, Karzinomkrankheit) soll vor dem Operationstag korrigiert werden.

Nach der *Narkoseeinleitung* (s.3.2) werden die Patienten routinemäßig oral intubiert. Wird eine längere Nachbeatmung erforderlich, erfolgt die nasale Umintubation postoperativ in Narkose. Der zentralvenöse Katheter wird möglichst durch die Vena basilica eingeführt (s. auch 5.2.2). Eine Punktion der Vena jugularis interna oder externa ist, wegen der erforderlichen Kopftieflage, der Möglichkeit einer Hämatombildung und den damit verbundenen Ab- und Zuflußstörungen, möglichst zu vermeiden. Falls ein Vena jugularis interna Katheter unumgänglich ist, sollte dieser auf der Seite gelegt werden, auf die der Kopf intraoperativ gedreht wird; so bleibt auf der anderen Halsseite der venöse Abfluß unbehindert. Empfehlenswert ist die Bestimmung des zentralvenösen Druckes und eine Blutgasanalyse noch in der Rückenlage.

Der Vorgang der *Patientenlagerung* ist komplex. Die unteren Extremitäten werden bis zur Leiste straff gewickelt, um den venösen Rückfluß zu fördern und den zentralvenösen Druck anzuheben. Zu diesem Zweck werden auch aufblasbare Hosen verwendet. Das Aufsetzen des Patienten erfolgt in kleinen Schritten unter kontinuierlicher arterieller Druckmessung. Mit der Hochlagerung des Oberkörpers werden gleichzeitig die unteren Extremitäten auch angehoben. In der Endposition liegen die Knie ungefähr in Herzhöhe (Abb.5). Im Idealfall wird angestrebt, die Knie etwa in Nasenhöhe zu lagern. Kopf und Hals müssen mit besonderer Sorgfalt gelagert und in die Beugeposition gebracht werden. Die Gefahr einer Tetraplegie nach dieser Lagerung, ist bekannt (Cottrel et al., 1985). Um Druckstellen zu vermeiden darf der Unterkiefer nicht das Sternum berühren. Die Kniekehlen und die Fersen werden unterpolstert. Auf die Lagerung der Sitzfläche und der Oberschenkel muß besonders

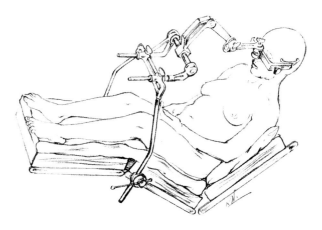

**Abb. 5.** Sitzende Lagerung. Anderton et al. (1988), mit freundlicher Genehmigung von Butterworths-Heinemann Ltd., London

geachtet werden, da bei langdauernden Operationen eine schwere Ischiadicusparese auftreten kann. Diese entsteht in erster Linie durch Kompression der Nerven durch die überspannten Flexoren des Oberschenkels (Kompartment Syndrom) (Poppi et al., 1989).

Der Gasaustauch wird durch die sitzende Lagerung folgendermaßen beeinflußt: Neben einer leichten Senkung der funktionellen Residualkapazität, kommt es durch die Reduzierung der Durchblutung in apikalen Lungenbereichen zu einem Ventilations – Perfusions – Mißverhältnis. Dieses wird durch ein hohes Tidalvolumen und eine PEEP Beatmung noch verstärkt (Matjasko, 1987).

*Monitoring.* Der arterielle Druckmonitor wird entweder in Herz- oder Schädelbasishöhe fixiert. In der zweiten Position erhält man Hinweise auf den Blutdruck in den zerebralen Arterien.
Die vorübergehende oder endgültige Parese des N. facialis ist eine häufige Komplikation dieser Operation. Um eine Verletzung zu vermeiden wird der N. facialis intrakraniell mit Nervenstimulator gereizt, die entsprechende muskuläre Antwort kann im Gesicht beobachtet werden. Da eine hochgradige Relaxation diese Reaktion unterdrücken oder vermindern kann, ist eine gleichzeitige Überwachung der neuromuskulären Übertragung sinnvoll.
Neuerdings werden bei diesen Operationen akustisch und auch motorisch evozierte Potentiale abgeleitet (s. 4.5.4). So kann die Integrität der entsprechenden Bahnen kontinuierlich überwacht werden. Da diese Geräte teuer und im operativen Bereich störanfällig sind, werden sie trotz theoretischer Vorteile nicht routinemäßig angewendet.
*Die Narkoseführung* bei infra- und supratentoriellen Eingriffen ist vergleichbar. Auf folgendes muß jedoch besonders geachtet werden: Unwillkürliche Bewegungen oder Husten können bei diesen Operationen schwerwiegende Folgen haben; anderseits ist eine Vollrelaxation in der intrakraniellen Phase der Operation, wegen der möglichen Facialis-Stimulation, unerwünscht. Die Narkosesteuerung gestaltet sich am besten mit Isofluran.
Durch Manipulationen in der hinteren Schädelgrube können folgende hämodynamische Reaktionen auftreten:

| | |
|---|---|
| N. trigeminus | – Hypertension, Bradykardie |
| N. vagus | – Hypotension, Bradykardie |
| Boden des IV. Ventrikel | – Hypertension |
| Pons | – Hypotension, Hypertension Bradykardie, Tachykardie, Extrasystolie |

Der Neurochirurg wird informiert, eine medikamentöse Therapie ist in der Regel nicht erforderlich.
Die Spontanatmung in Inhalationsanästhesie, um iatrogen verursachte zentrale Atemstörungen zu erkennen, ist nur von historischer Bedeutung.

*Die Ausleitung der Narkose* ist eine äußerst kritische Phase. Die Patienten sind am Operationsende meist ausgekühlt; das postnarkotische Kältezittern ist mit Blutdruckspitzen und einem auf das mehrfache gesteigerten Sauerstoffverbrauch verbunden. Das Anlegen eines Kopfverbandes, die Zurückführung in die Rückenlage, die Extubation und die Umlagerung vom Operationstisch ins Bett sind Manipulationen die mit mechanischen Reizen (Tubusreiz) verbunden sind und Hypertension und Tachykardie zur Folge haben. Erfolgt die Extubation auf dem Operationstisch, können durch das Entfallen des Tubusreizes, unmittelbar postoperativ (in dieser schlecht kontrollierten Phase bis zur Intensivstation), Hypoventilation und unerkannte Blutdruckschwankungen auftreten. Die Antagonisierung eines Opiatüberhanges ist, wegen der Möglichkeit von Blutdrucksteigerungen und Erbrechen, sowie wegen des schnellen Abklingens der Naloxon-Wirkung, abzulehnen.

Eine weitere Gefahr der Frühextubation ist durch die, in dieser Phase unerkannten Läsionen des IX. X. oder XI. Hirnnerven gegeben. Durch Innervationsstörungen im Gaumen – und Kehlkopfbereich besteht das Risiko einer Aspiration.

Die Befürworter einer Frühextubation im Operationssaal heben die Wichtigkeit der frühzeitigen Beurteilbarkeit der neurologischen Funktionen zur Diagnose einer Nachblutung hervor. Bei geeigneter Narkoseführung ist die neurologische Untersuchung jedoch nur um etwa ein bis zwei Stunden verzögert und durch dieses Vorgehen außerdem die Häufigkeit von Nachblutungen verringert. Es soll hier auch darauf hingewiesen werden, daß die „Neugier" der Neurochirurgen – frühzeitige neurologische Untersuchung durch Schmerzreize – unkontrollierte Blutdruck- und Hirndrucksteigerungen zur Folge hat, und deshalb abzulehnen ist.

Aus dem Gesagten ergibt sich konsequenterweise, diese Patienten in Narkose, unter kontrollierter Beatmung und, soweit möglich hämodynamisch überwacht ins Bett umzulagern. Es empfiehlt sich die sitzende Position, sowohl im Operationssaal als auch im Bett, vorerst beizubehalten. Dadurch wird der passive Flüssigkeitsrückstrom nach kranial verhindert. Die sitzende Position wird stufenweise abgebaut. Auf der Intensivstation wird der Patient zunächst beatmet, intensiv überwacht und aufgewärmt.

Nach Abklingen der Narkose kann dann, unter optimalen Bedingungen, extubiert werden.
Eine Extubation auf dem Operationstisch bleibt wenigen Fällen vorbehalten. Nach kurzer Operationsdauer sowie nach chirurgisch und anästhesiologisch unauffälligem Verlauf kann eine Frühextubation in Erwägung gezogen werden, vorausgesetzt, daß postoperativ, mit großer Wahrscheinlichkeit keine Komplikationen zu erwarten sind (Hypertension, Hirnnervenlähmung, Opiatüberhang).

<u>Empfohlene Narkoseführung zum Schließen des Schädels:</u>
Vertiefung der Isofluran-Anästhesie bis etwa 1 MAC. Die Gabe von Alpha2 – Agonisten ist sowohl wegen der blutdrucksenkenden als auch wegen der analgetischen Wirkung günstig: Clonidin intravenös, titriert in Dosen von 0.05 mg. Fentanylgabe nur im Ausnahmefall. Nach der Hautnaht wird auf reine Sauerstoffbeatmung umgeschaltet, die Narkose kann, unter arterieller Druckkontrolle, durch fraktionierte Thiopentalgaben vertieft werden. Auf der Intensivstation müssen der arterielle Blutdruck kontinuierlich überwacht und Blutdruckerhöhungen aggressiv therapiert werden. Bezüglich der antihypertensiven Mittel gibt es viele Empfehlungen (Clonidin, Dyhydralazin, Diazoxid, Nifedipin, Labetalol, Esmolol etc). Das letztgenannte wird möglicherweise, wegen guter Steuerbarkeit demnächst das Mittel der Wahl.

Die obigen Ausführungen bezüglich Lagerung, Monitoring und Narkoseführung gelten auch bei Operationen im kranio-zervikalen Übergang (z.B. Syringomyelie, s.12.4). Die sog. Janetta-Operation (Freipräparieren des intrakraniellen Anteils des N. V., bei Trigeminusneuralgie), ist ein intrakranieller, extrazerebraler Eingriff. Wird sie in sitzender Position durchgeführt, muß das entsprechende Monitoring verwendet werden. In der Narkoseführung spricht jedoch nichts gegen eine Inhalationsanästhesie und eine frühzeitige Extubation.

### 5.2.4 Pneumocephalus

Ein bekanntes Phänomen nach Operationen in der hinteren Schädelgrube, besonders in der sitzenden Position, ist der Pneumocephalus, der in der Regel symptomlos bleibt (Harders et al., 1985; Toung et al., 1986). Es gibt jedoch immer wieder Fälle, in denen sich durch die zunehmende Luftansammlung eine intrakranielle Drucksymptomatik entwickelt, die eine operative Entlastung erforderlich macht. Die Rolle des Lachgases in der Entwicklung eines Pneumocephalus wird diskutiert. Teilweise wird empfohlen, auf Lachgas ganz oder in der Endphase der Operation zu verzichten. Für die klinische Praxis jedoch konnte die ursächliche Rolle des Lachgases nicht nachgewiesen werden. Der Verzicht auf Lachgas beeinflußt die Häufigkeit und Ausdehnung eines Pneumocephalus nicht. Die derzeitige Empfehlung geht dahin, das Lachgas nur bei den Operationen zu meiden, bei denen bereits präoperativ eine intrakranielle Luftansammlung besteht (frühzeitige Nachoperationen, nach Pneumoencephalographie) (Shapiro und Drummond, 1990).

Bei der Wichtung des oben Gesagten sollte man nicht aus den Augen verlieren, daß die chirurgischen Komplikationen der Operationen in der hinteren Schädelgrube schwerwiegender sind, als die anästhesiologischen Komplikationen, die venöse Luftembolie eingeschlossen (Young et al., 1986).

## 5.3 Transsphenoidale Hypophysektomie

Bei Tumoren, die in der Hypophyse lokalisiert sind oder nur eine mittelständige supraselläre Ausdehnung zeigen, kommt eine sog. transsphenoidale Resektion in Frage. Auch die Tumorverkleinerung eines großen Hypophysentumors, vor der transkraniellen Operation, stellt eine Indikation für diesen Zugang dar. Etwa 90% aller Hypophysentumoren können mit diesem operativen Zugang entfernt werden.

*Der operative Vorgang* beinhaltet einen sublabialen Schnitt, gefolgt von der Mobilisation des Septum nasi und der Eröffnung der Sella turcica. In mikrochirurgischer Technik kann der Tumor, unter Beibehaltung des gesunden Hypophysenparenchyms, entfernt werden. Verglichen mit dem transkraniellen, ist dieser Zugang mit einer niedrigeren perioperativen Morbidität und Mortalität, sowie mit einem kürzeren Krankenhausaufenthalt verbunden.

Die Hypophysentumoren sind meistens benigne Adenome, die ca. in der Hälfte der Fälle hormonaktiv sind. Die zur Diagnose führenden Symptome entstehen durch Hormonüberproduktion im Hypophysenvorderlappen (Prolaktin, Somatotropes Hormon, Adrenocorticotropes Hormon) und häufiger durch Tumorkompression. Im zweiten Fall werden die benachbarten Strukturen (Hirnnerven, vor allem der N. opticus), und/oder das gesunde Parenchym der Hypophyse komprimiert, mit nachfolgender Hormonunterproduktion (s. auch 5.1).

— *Anästhesiologisches Vorgehen*
In der *präoperativen* Vorbereitung sind der Hormonstatus des Patienten, die Kenntnis begleitender Symptome hormonaktiver Tumoren (z.B. Hypertonie, Hyperglykämie, Elektrolytstörungen) und die perioperative Steroidgabe von Bedeutung. Letztere wird entweder nach Schemata, wie in der 5.Tabelle aufgeführt, praktiziert oder es wird nach wiederholten perioperativen Bestimmungen des Hormonstatus, eine gezielte, für den Einzelfall gesondert dosierte, Hormonsubstitution durchgeführt.

**Tabelle 5.** Perioperative Steroidsubstitution bei Hypophysenoperation

| | | |
|---|---|---|
| Präoperativ abends | 100 mg | Hydrokortison oral |
| Op.Tag | 2 x 50 mg | Hydrokortison iv. |
| Postoperativ 1–3 Tag | 2 x 50 mg | Hydrokortison oral |
| 4–6 Tag | 30 + 20 mg | Hydrokortison oral |
| Erhaltungsdosis 3 Monate | 20 + 10 mg | Hydrokortison oral |
| Nachher stationärer Auslaßversuch 3 Tage lang | | |

Bei einer suprasellären Tumorausdehnung muß mit der Möglichkeit des erhöhten IKD gerechnet und das anästhesiologische Management dementsprechend geführt werden (s.3.). Das Monitoring beinhaltet die direkte arterielle Blutdruckmessung und das Legen eines zentralvenösen Katheters. In jedem Fall sollten zwei großlumige periphere Zugänge gelegt werden; es kommt immer wieder zur venösen Blutung aus dem Sinus cavernosus oder zur arteriellen Blutung aus intranasalen Gefäßen. Die sehr seltene Verletzung der Arteria carotis interna kann zum dramatischen Blutverlust führen.

*Lagerung.* Die Patienten werden entweder mit erhöhtem Oberkörper gelagert und der Kopf auf die Seite des fußwärts sitzenden Operateurs gedreht (Abb.6), oder sie liegen horizontal mit überextendiertem Hals, der Operateur steht hinter dem Kopf und schaut durch das Mikroskop von oben in das Operationsgebiet (Abb.7). Im ersten Fall ist, überschreitet die Oberkörperhochlagerung 15–20°, das präkordiale Doppler – Monitoring sowie das Legen eines rechtsseitigen Vorhofkatheters zur Diagnose und Therapie der venösen Luftembolie empfehlenswert.

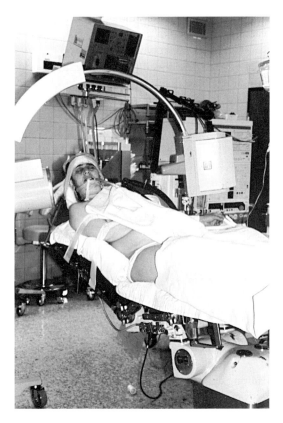

**Abb.6.** Lagerung I zur transsphenoidalen Hypophysektomie

Transsphenoidale Hypophysektomie

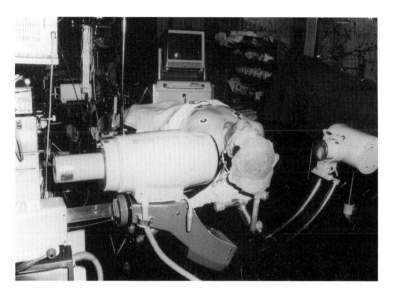

**Abb. 7.** Lagerung II zur transsphenoidalen Hypophysektomie

Die Patienten werden mit einem Spiraltubus oral intubiert. Es sind oft Intubationsschwierigkeiten bei akromegalen Patienten beschrieben worden. Diese ergeben sich aus der Makroglossie und der Vergrößerung des Mund- und Rachenraumes. Mit Hilfe eines langen Laryngoskopspatels lassen sich diese Patienten in der Regel gut intubieren, zusätzliche Maßnahmen (fiberoptische Intubation, Tracheotomie) sind in der Praxis kaum erforderlich. Nach der Intubation werden Mund- und Rachenraum mit Gaze ausgestopft um das Abfließen des Blutes in den Magen zu verhindern.

Es ist üblich, den Zugangsweg präoperativ mit einer Mischung aus einem Lokalanästhetikum und einem Vasokonstriktor zu infiltrieren. Letzteres kann sowohl Blutdruckspitzen als auch, besonders unter Inhalationsanästhesie, Arrhythmien auslösen.

Die Anfangsphase der Operation ist schmerzhaft. Im späteren Verlauf kommt es intraoperativ zu erheblichen Blutdruck- und Pulsschwankungen. Ursachen dafür liegen in der Reizung des im Sinus cavernosus laufenden N. trigeminus und möglicherweise auch in der Hormonfreisetzung, bedingt durch die chirurgische Manipulation. Die Blutdruck- und Pulsanstiege sind auch durch tiefe Opiatanalgesie wenig beeinflußbar. Nach der Anfangsphase der Operation empfiehlt sich eine Narkoseführung mit Isofluran. Dies vermindert erfahrungsgemäß die Blutdruckspitzen und ermöglicht, in Anbetracht der relativ kurzen Operationsdauer, ein schnelles Aufwachen.

Die Patienten werden in der Regel auf dem Operationstisch extubiert. Bei der Extubation sollte das Husten des Patienten so weit wie möglich vermieden werden; die Schädelbasis ist postoperativ undicht, durch Pressen kann unsteriles Material in das Schädelinnere gelangen.

Postoperativ können die Patienten nur über den Mund atmen. Für die ersten 1–2 Tage ist eine, mit Sauerstoff angereicherte, gewärmte Feuchtluftzufuhr empfehlenswert. Ein postoperativ auftretender Diabetes insipidus besteht meist nur vorübergehend, neben Volumensubstitution ist jedoch oft eine Vasopressingabe erforderlich.

# 6. Anästhesie für zerebrovaskuläre Chirurgie

## 6.1 Aneurysmachirurgie

### 6.1.1 Klinisches Bild und Therapie

Nach Ruptur eines intrakraniellen Aneurysmas sterben etwa 50% der Patienten. Die Hälfte der Überlebenden bleibt schwer behindert (Hijdra et al., 1987a). Ein Drittel der chirurgisch behandelten Patienten erreicht die prämorbide Lebensqualität nicht mehr.

Das Behandlungskonzept dieser Erkrankung, „Diagnose, Aneurysmalokalisation und Clippen" klingt einfach, die Diagnosestellung sowie Auswahl und zeitliche Abstimmung der Therapie erfordern jedoch eine breite interdisziplinäre Zusammenarbeit (van Gijn, 1992).

Die erste diagnostische Maßnahme besteht heutzutage in der Computertomographie und in einigen Fällen in einer Lumbalpunktion. Die definitive Diagnose wird durch die zerebrale Angiographie gestellt.

Der Schweregrad des klinischen Bildes wird durch
– die Lokalisation und das Ausmaß der primären Blutung,
– das Auftreten einer Nachblutung sowie
– ischämische Schäden, als Folge zerebraler Vasospasmen bestimmt.

Etwa 10% der Patienten erleiden eine *Nachblutung* innerhalb von 24 Stunden (Hijdra et al., 1987b). Die Häufigkeit der Nachblutung in nichtoperierten Fällen liegt bei 30% in den ersten 4 Wochen, dabei beträgt die Mortalität 50 Prozent.

*Zerebrale Vasospasmen* treten zwischen dem 3–14 Tag, bei etwa 70% der Patienten auf. Sie können durch die klinischen neurologischen Symptome, Angiographie oder transkranielle Dopplersonographie diagnostiziert werden. 10–20% der Patienten mit rupturiertem Aneurysma sterben an den neurologischen Folgen der Vasospasmen. Zur Prophylaxe und Therapie zerebraler Vasospasmen wird perioperativ ein Calcium-Antagonist (Nimodipin) kontinuierlich verabreicht. Dieses Mittel bewirkt eine arterielle Vasodilatation, vor allem in zerebralen Gefäßen.

EKG-Anomalien treten bei etwa der Hälfte der Patienten auf. Sie entsprechen oft einer endokardialen Ischämie, die Rhythmusstörungen verursachen kann und als Folge eines erhöhten zentralen Sympathikotonus angesehen wird (Marion et al., 1986).

Bei kokainabhängigen Suchtkranken kommt es häufiger zu einer Aneurysmaruptur. Der erhöhte Katecholamin – Spiegel bei diesen Patienten führt auch zu kardialen Komplikationen, wie Rhythmusstörungen oder Herzinfarkt. Eine gleichzeitig bestehende Entzugssymptomatik kann den klinischen Zustand zusätzlich verschlechtern (Cregler und Mark, 1986).

Seltene Krankheitsbilder (z.B. Aneurysma der A. basilaris, Aneurysmaruptur in der Schwangerschaft) werden hier nicht besprochen, es wird auf englischsprachige Neuroanästhesiebücher verwiesen (s.Einleitung).

— *Therapie*

Die definitive Therapie besteht im *Clippen* des Aneurysmahalses im Rahmen einer Kraniotomie oder in Einzelfällen in der Embolisation des Aneurysmasackes durch eine neuroradiologische Intervention.

Für das Planen des chirurgischen Vorgehens und für die Prognose sind das neurologische Stadium des Patienten zum Zeitpunkt der Aufnahme (Tabelle 6) sowie die Lokalisation des Aneurysmas maßgebend. Bezüglich des optimalen Zeitpunktes für den chirurgischen Eingriff sind die Meinungen geteilt.

Für die Frühoperation (< 48–72 Stunden) gelten folgende Vor- und Nachteile:
- Vorbeugung einer Nachblutung,
- Blutentfernung aus dem subarachnoidalen Raum,
- Vorbeugung von zerebralen Vasospasmen,
- Hämatomausräumung,
- höhere operative Morbidität und Mortalität im Vergleich mit Spätoperationen.

Überlegungen bei der Spätoperation (> 7 Tage):
- Präoperative Komplikationen (vor allem die Nachblutung), werden in Kauf genommen,
- in der Regel verbesserter neurologischer Zustand,
- bessere operative Verhältnisse,
- niedrigere operative Morbidität und Mortalität.

Während des Gesamtverlaufes können zusätzliche Operationen erforderlich sein (intrazerebrale Hämatomausräumung, Ventrikeldrainage, Shuntableitung).

**Tabelle 6.** Klinische Stadieneinteilung bei zerebraler Aneurysmaruptur (Hunt und Hess, 1968)

I. Asymptomatisch, oder minimale Kopfschmerzen und leichte Nackensteife
II. Leichte bis starke Kopfschmerzen, Nackensteife, außer Hirnnervenlähmung keine neurologischen Ausfälle
III. Schläfrigkeit, Verwirrtheit oder leichte fokale Ausfälle
IV. Stupor, leichte bis schwere Halbseitenlähmung, möglicherweise frühe Dezerebrationsrigidität und vegetative Störungen
V. Tiefes Koma, Dezerebrationsrigidität, moribund

Das Vorliegen schwerer systemischer Erkrankungen (Hypertonie, Diabetes mellitus, Arteriosklerose, chronische pulmonale Erkrankung und in der Angiographie diagnostizierter schwerer Vasospasmus) führen zur Einstufung in das nächste Stadium.

## 6.1.2 Kontrollierte Hypotension

Die kontrollierte Hypotension wird in der zerebrovaskulären, vor allem in der Aneurysmachirurgie angewendet. Eine Blutdrucksenkung erleichtert dem Chirurgen sowohl das Präparieren, als auch, durch die Senkung der Aneurysmawandspannung, das Clippen des Aneurysmahalses. Eine weitere, seltener vorkommende Indikation ist die intraoperative Aneurysmaruptur. Entsprechend dieser unterschiedlichen Indikationen, bestehen mehrere medikamentöse Möglichkeiten der kontrollierten Blutdrucksenkung.

Zur kontrollierten Hypotension werden bevorzugt Medikamente verwendet, die die Drucksenkung durch Vasodilatation und nicht durch eine Senkung des Herzzeitvolumens hervorrufen. Die Organperfusion ist unter Vasodilatatorgabe bis zu ganz niedrigen Blutdruckwerten erhalten; die postoperative Morbidität sonst gesunder Patienten ist minimal (Longnecker, 1990).

Neben diesen vorteilhaften Eigenschaften muß daran erinnert werden, daß alle Medikamente die durch eine Vasodilatation zur Hypotension führen, das zerebrale Blutvolumen, und bei geschlossenem Schädel auch den IKD erhöhen; so daß ihre Anwendung nur bei bereits eröffneter Dura zu empfehlen ist.

Die Hypotension wird überwiegend mit Inhalationsanästhetika oder Vasodilatatoren induziert.

Die durch *Halothan* ausgelöste Hypotonie entsteht vor allem durch die myokardiale Depression und durch die nachfolgende Abnahme des Herzzeitvolumens. *Isofluran* wirkt in erster Linie vasodilatatorisch. Bei relativ hoher Konzentration (2–4 Vol %) kommt es innnerhalb weniger Minuten zu einer Blutdrucksenkung. Aufgrund experimenteller Ergebnisse wird dem Isofluran auch eine zerebral protektive Wirkung zugeschrieben (Milde et al., 1988; Michenfelder, 1990). Inhalationsanästhetika werden vor allem für länger dauernde, diskrete Blutdrucksenkung, in der Präparationsphase der Operation, angewendet.

Aus der Reihe der Vasodilatatoren kann *Nitroglycerin* für diese spezielle Indikation gegeben werden. Nitroglycerin ist in erster Linie ein Venodilatator, seine Wirkung stellt sich schnell, aber nicht immer zuverlässig ein. Bei koronarkranken Patienten ist es das Mittel der ersten Wahl. Nitroglycerin verursacht jedoch eine dosisabhängige Erhöhung des IKD (Ghani et al., 1983). Als weiterer Nachteil führt es zur Erhöhung des intrapulmonalen Shuntvolumens.

Für die schnelle Blutdrucksenkung wurde früher überwiegend das ganglienblockierende Mittel *Trimetaphan* benutzt. Wegen der schnell eintretenden Tachyphylaxie und sonstiger Nebenwirkungen hat es heute eher eine historische Bedeutung.

Um den Blutdruck schnell, zuverlässig und gut steuerbar zu senken wird weltweit das *Nitroprussidnatrium* verwendet. Die Blutdrucksenkung beruht in erster Linie auf einer Dilatation der Arteriolen, das Herzzeitvolumen bleibt unverändert. Der Wirkungseintritt ist schnell, die Wirkungsdauer kurz, die Hypotension ist gut steuerbar. Das Mittel wird frisch zubereitet, lichtgeschützt, und am besten mittels eines Perfusors, mit einer Geschwindigkeit von 1 – 8 µg/kg KG/min, in eine, nur für diesen Zweck kanülierte Vene infundiert.

In den letzten Jahren wird, als Folge der verbesserten mikrochirurgischen Operationstechnik (temporäre Clips), eine aggressive Blutdrucksenkung mit Nitroprussidnatrium immer seltener angewendet. Es bleibt das ideale Mittel bei einer intraoperativen Aneurysmaruptur. In diesem Fall muß es jedoch sofort einsatzbereit sein, es empfiehlt sich daher, bei voraussehbaren schwierigen operativen Situationen das Medikament aufzulösen und bereitzustellen, auch wenn es später nicht zur Anwendung kommt.

*Nebenwirkungen.* Nitroprussidnatrium kann zur Reflextachykardie und, durch die Stimulation des Renin – Angiotensin Systems, zur Rebound – Hypertension führen. Zur Vorbeugung und Therapie beider Nebenwirkungen können Beta-Blocker (Propranolol, Esmolol) oder ein gemischter Alpha- und Beta-Blocker (Labetalol) gegeben werden. Für die zweite Indikation eignet sich auch die prophylaktische Captoprilgabe. Ein weiterer Nachteil des Nitroprussidnatriums ist die Tachyphylaxie, die während einer länger dauernden kontrollierten Hypotension eine deutliche Dosiserhöhung erforderlich machen kann. Die Zyanidintoxikation nach Nitroprussidnatriumgabe tritt nur nach höheren Dosen auf (über 1 mg/kg KG in 2,5

Stunden). Diese Dosen werden heutzutage nicht mehr verwendet, so erübrigt sich die früher übliche gleichzeitige Gabe von Natriumthiosulfat.

Als Alternative zum Nitroprussidnatrium wird neuerdings auch Adenosin, ein Vasodilatator, mit gutem Erfolg verwendet (Öwall et al., 1987). Schneller Wirkungseintritt, gute Steuerbarkeit, erhöhtes Herzzeitvolumen unter Hypotension und das Fehlen einer Rebound-Hypertension sind die Hauptcharakteristiken dieses Mittels. Um ein endgültiges Urteil zu fällen, liegt jedoch noch nicht genügend klinische Erfahrung vor.

Verschiedene blutdrucksenkende Mittel werden auch oft einzeln oder in Kombination mit Isofluran verwendet (Urapidil, Labetalol etc.). Diese Mittel sind weniger steuerbar, sie haben jedoch den Vorteil, keine drastischen Blutdruckabfälle auszulösen. Der kurzwirkende Beta-Blocker Esmolol wird auch zur kontrollierten Hypotension verwendet, die Wirkung ist allerdings mit einem ca. 50%-igen Abfall des Herzzeitvolumens verbunden; es kann daher als alleiniges blutdrucksenkendes Mittel nicht empfohlen werden (Ornstein et al., 1991).

Die Häufigkeit der berichteten Komplikationen durch eine kontrollierte Hypotension liegt unter 1 Prozent (Black, 1990). Präoperativ sollten bestehende zerebrovaskuläre Erkrankungen, koronare Herzkrankheit, Hypertonie, Hypovolämie, Anämie, Fieber und extremes Alter besonders beachtet werden, diese Zustände gelten als relative Kontraindikationen für eine Drucksenkung.

### 6.1.3 Anästhesiologisches Vorgehen

*Die präoperative Vorbereitung* beinhaltet die üblichen Voruntersuchungen. Patienten im Stadium I. – II. (s.Tabelle 6) werden sediert, eine psychische Belastung (zu detaillierte Aufklärung) sollte vermieden werden. Die kardiale Situation muß im Hinblick auf die möglichen Begleiterscheinungen der Subarachnoidalblutung (s.6.1.1) und auf eine eventuell erforderliche Blutdrucksenkung (s.6.1.2) kritisch beurteilt werden. Bei Patienten, die einer Spätoperation zugeführt werden, besonders im Stadium III. und IV., müssen neben dem neurologischen Status auch der pulmonale Zustand und der Elektrolythaushalt zur Bestimmung des optimalen Operationstermins herangezogen werden. Zur Prämedikation von Patienten im Stadium I. und II. empfehlen sich Benzodiazepine (1–2 mg Flunitrazepam per os).

*Die Narkoseeinleitung* erfolgt wie im Kapitel 3.2 beschrieben. Bei der Einleitung werden nach Möglichkeit Schwankungen des arteriellen und des IKD vermieden. Nach der Einleitung wird oft ein lumbaler subarachnoidaler Katheter gelegt um durch einen intraoperativen Liquorablaß den Operationssitus zu verbessern. In der ersten Phase der Operation, bis zur Duraeröffnung sollte der IKD nicht forciert gesenkt werden, da dieses durch den erhöhten transmuralen Druckgradienten in der Aneurysmawand, zur erneuten Ruptur führen könnte. Aus diesem Grund wird in dieser Phase eine Normokapnie angestrebt und keine osmotische Diurese vorgenommen.

*Narkoseführung.* Während des Freipräparierens des Aneurysmas ist eine leichte kontrollierte Hypotension, mittlerer arterieller Druck von ca. 80 mmHg, angebracht. Diese ist in der Regel mit Isofluran, eventuell mit zusätzlicher Labetalolgabe zu erreichen. Auf chirurgischen Wunsch hin kann der Blutdruck weiter gesenkt werden, bei Kreislaufgesunden bis zur unteren Grenze der zerebralen Autoregulation, d.h. bis zu einem mittleren arteriellen Druck von 50 mmHg. Bei Hypertonikern gibt man als untere Druckgrenze den um ca. 30% gesenkten Ausgangswert des mittleren arteriellen Druckes an. Darunter sollte nur ausnahmsweise und nur für eine möglichst kurze Zeit gesenkt werden. In diesem Fall empfiehlt sich eine Beatmung mit reinem Sauerstoff und, sowohl für die Aufrechterhaltung der Hypnose als auch zur Hirnprotektion, die Gabe von Thiopental (ca. 3–5 mg/kg KG).

Da bei fokaler Ischämie die Infarktgröße durch Barbituratgabe vermindert werden kann, ist diese „*präventive*" *Hirnprotektion* erfolgversprechender als nach globalen ischämischen Insulten (Michenfelder, 1989). Bei laufender EEG-Kontrolle sollte die Barbituratgabe bis zur „burst suppression" durchgeführt werden. Eine Barbituratprotektion wird auch bei der Anlage von temporären Clips empfohlen. Dabei muß die kardiodepressive Wirkung des Thiopentals besonders beachtet werden; unter temporärer Clippung sollte der Blutdruck nicht gesenkt werden.

Der klinische Wert der Barbituratprotektion ist bei neurochirurgischen Patienten bisher nicht gesichert (s.auch 9.3). Bei Patienten jedoch, die im Rahmen einer offenen Herzoperation, während der Phase der Herz-Lungenmaschine inkompletten ischämischen Schäden ausgesetzt sind, konnte die zerebral protektive Wirkung der hochdosierten Barbituratgabe nachgewiesen werden (Michenfelder, 1986; Nussmeier et al., 1986).

Bei Patienten die einer *Frühoperation* unterzogen werden, besteht in der Regel ein deutliches Hirnödem und die zerebrale Autoregulation ist, infolge der Blutung mehr oder weniger aufgehoben. Daraus resultieren aus anästhesiologischer Sicht zwei Konsequenzen. Nach der Eröffnung der Dura ist meist eine Mannitolgabe erforderlich. Weiterhin ist bei diesen Patienten eine tiefe kontrollierte Blutdrucksenkung kontraindiziert.

Bei *intraoperativer Aneurysmaruptur* kann als erstes 7 mg/kg KG Thiopental gegeben werden; dies trägt zur Vasokonstriktion in zerebralen Gefässen, Blutdrucksenkung und Hirnprotektion bei. Unmittelbar nach der Thiopentalgabe sollte Natriumnitroprussid (Dosierung s.6.1.2) infundiert werden. Durch eine drastische Blutdrucksenkung (gegebenenfalls bis nahe an den kompletten Kreislaufstillstand in den zerebralen Gefäßen) wird die chirurgische Versorgung des rupturierten Aneurysmas ermöglicht und der Blutverlust vermindert.

Nach dem Clippen des Aneurysmas werden die normalen Kreislaufverhältnisse wiederhergestellt. Es wird empfohlen in dieser Phase den Blutdruck medikamentös, kurzfristig über den normalen Wert zu erhöhen, um eine zerebrale Reperfusion zu gewährleisten. Volumentherapie und Normotonie gelten als Prophylaxe gegen Vasospasmen. Die Narkoseführung soll ein möglichst schnelles Erwachen aus der Anästhesie ermöglichen.

## 6.2 Operationen arterio-venöser Malformationen

Intrakranielle arterio-venöse Malformationen (AVM) sind angeborene Mißbildungen, bei denen direkte Verbindungen zwischen, meist mehreren, Arterien und Venen bestehen, die sich mit zunehmendem Alter vergrößern. Das intrakraniell geshuntete Blutvolumen kann zur Hypoperfusion ausgedehnter Gehirnareale und zur Erhöhung des Herzzeitvolumens führen. Die AVM führen zu Anfällen und als Folge eines „steal" Phänomens, zu ischämischen Attacken. Die Diagnosestellung erfolgt häufig nach stattgehabter Ruptur und intrazerebraler oder subarachnoidaler Blutung. Präoperativ wird oft eine Teilembolisation der AMV durchgeführt. Die *chirurgische Therapie* besteht in einer restlosen Entfernung der Malformation, da zurückgelassene Teile weiter wachsen.

— *Anästhesiologisches Vorgehen*

Die kardiale Situation muß präoperativ sorgfältig untersucht werden, besonders Kleinkinder befinden sich in Folge des großen Shuntvolumens und des erhöhten Herzzeitvolumens am Rande der kardialen Dekompensation. Da die Operation mit großem Blutverlust und mit längerdauernder kontrollierter Blutdrucksenkung verbunden sein kann, sollte das Legen eines Pulmonaliskatheters erwogen werden. Präoperativ wird oft eine lumbale Liquordranaige gelegt.

Die Narkoseführung entspricht der, bei Aneurysmapatienten beschriebenen (s.6.1). Die Besonderheit der Operation besteht in der Gefahr, daß es bei dem Verschluß der AVM zu Einblutungen und Ödembildung in die bisher hypoperfundierten Hirnareale kommen kann. Dieser „perfusion pressure breakthrough" kann durch einen schrittweise durchgeführten Verschluß der Gefäße und durch anästhesiologische Maßnahmen (kontrollierte Hypotension, Mannitol, Barbiturate) vermieden bzw. therapiert werden (Shapiro, 1987). Besteht das Risiko dieser Komplikation, empfiehlt es sich, die mäßige Hypotension und die Hyperventilation postoperativ, bis zur Erholung der zerebralen Autoregulation, weiterzuführen. In der Praxis werden Patienten nach der Operation einer großen AVM 12–24 Stunden lang sediert und beatmet.

*Das Aneurysma der Vena Galeni* besteht in einer direkten Verbindung zwischen Arterien und der Vena Galeni. Manifestiert es sich im Neugeborenenalter, ist die Prognose, wegen der Größe des Aneurysmas und der begleitenden Herzinsuffizienz, schlecht. Letztere wird durch den beträchtlichen Blutverlust und eine kontrollierte Hypotension weiter verschlechtert und kann zum intraoperativen Herzstillstand führen (McLeod et al., 1982).

Im Kindes- und Erwachsenenalter sind die Chancen besser. Die Krankheit ist oft von einem Hydrocephalus begleitet. Für das anästhesiologische Management gilt das oben Gesagte.

## 6.3 Extra-intrakranielle Bypassoperationen

Diese Eingriffe wurden am häufigsten bei ischämischen Läsionen in Folge einer arteriosklerotischen zerebrovaskulären Erkrankung durchgeführt. Die Operation besteht in der transkraniellen Anastomose der Äste der Arteria carotis externa und interna.

Die Operation wird in Normokapnie und in Normo- oder leichter Hypertonie durchgeführt um den Kollateralkreislauf während der intraoperativen Abklemmung und nachher die Anastomose offen zu halten. Als Narkoseform eignet sich die Inhalationsanästhesie (Isofluran) am ehesten.

Seit etwa 5 Jahren ist erheblicher Zweifel an dem therapeutischen Wert dieser Operation, bei obiger Indikation, aufgekommen. Seitdem wird sie nurmehr seltener, bei hämodynamischen Indikationen und bei nicht arteriosklerotischer Grunderkrankung durchgeführt (z.B. gigantisches Aneurysma).

# 7. Anästhesie für Shunt-Operationen

Die Shuntoperation stellt die chirurgische Lösung eines Hydrocephalus dar. Der Hydrocephalus ist das Ergebnis eines Liquorabflußhindernisses (occlusiver Hydrocephalus) oder einer Liquorabsorptionsstörung.

Beim occlusiven Hydrocephalus wird die Volumenzunahme zuerst durch Volumenverschiebungen in andere intrakranielle Kompartimente (Liquor, Blut, Hirn) kompensiert. Bei Erwachsenen setzt der knöcherne Schädel der Kompensation eine Grenze, bei Neugeborenen kommt es zur Erweiterung der Knochennähte und in unbehandelten Fällen zur extremen Vergrößerung des Schädels. Bei der Ausschöpfung der Kompensationsmöglichkeiten nimmt der IKD exponentiell zu (Abb.8). Erreicht dieser Druck den systemischen arteriellen Mitteldruck, kommt es zum Stillstand im zerebralen Kreislauf.

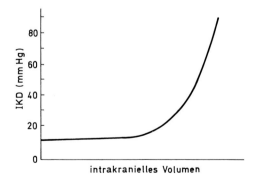

**Abb. 8.** Intrakranielles Druck - Volumen Verhältnis

Eine Liquorabsorptionsstörung im Alter führt zu einem sich langsam entwickelnden Hydrocephalus mit entsprechender Symptomatik (psychoorganische Veränderungen, Gangstörung, Blaseninkontinenz), bei normalen IKD (normal pressure Hydrocephalus). Die Dringlichkeit der Operation und das anästhesiologische Management unterscheiden sich von dem Vorgehen beim occlusiven Hydrocephalus.

Die *Shuntoperation* besteht in der künstlichen Ableitung des Liquors aus einem zerebralen Ventrikel in den rechten Vorhof oder in die freie Bauchhöhle. Durch ein Bohrloch wird ein Katheter in einen Seitenventrikel gelegt und dessen Verlängerung subkutan durch die Vena jugularis interna (oder externa) in den rechten Vorhof geführt (ventrikulo – atrialer Shunt). Wird die subkutane Katheterverlängerung in die Peritonealhöhle geleitet, spricht man von einem ventrikulo – peritonealen Shunt. Bei gezielten Indikationen wird der lumbale Liquor in die Bauchhöhle geleitet (lumbo – peritonealer Shunt). In das Kathetersystem wird ein Ventil eingebaut, welches den Liquordurchfluß nur in eine Richtung zuläßt und die Abflußgeschwindigkeit bestimmt. Als Zwischenlösung wird gelegentlich durch ein Bohrloch eine Ventrikeldrainage gelegt und nach außen abgeleitet.

Eine Shuntanlage setzt in der Regel die Intaktheit der Vena jugularis interna und externa voraus. Bei Patienten, bei denen mit der Notwendigkeit einer späteren Shuntoperation zu rechnen ist (z.B. Aneurysma, Tumor in hinterer Schädelgrube), sollte deswegen beim Legen eines zentralvenösen Katheters auf diese Zugangswege bewußt verzichtet werden.

— *Anästhesiologische Überlegungen*

Patienten mit einem occlusivem Hydrocephalus sind in höchstem Maße gefährdet. Das klinische Bild reicht von Müdigkeit bis zur Bewußtlosigkeit und Atemstörungen. Nach Ausschöpfung der intrakraniellen Kompensationsmöglichkeiten können zusätzliche Reize (Narkoseeinleitung, Schmerz) zur Einklemmung des Hirnstammes führen. Die Anästhesie zur Shuntanlage beim occlusiven Hydrocephalus wird vor allem dem erhöhten IKD angepaßt. Es gibt zwei Besonderheiten bei dieser Operation: Der Eingriff ist

schmerzhaft (subkutane Tunnelung des Katheters) und von relativ kurzer Dauer (etwa 1 Stunde).
Empfohlene Narkoseführung:
Einleitung mit Thiopental nach Wirkung (cave Blutdruckabfall), danach Fentanyl- und Lidocaingabe (evtl. Beta-Blocker).
Relaxation mit einem kurzwirkenden nicht depolarisierenden Muskelrelaxans, vor der Intubation intratracheale Lidocaininstillation.
Aufrechterhaltung der Narkose mit $N_2O/O_2$ (Hyperventilation bis $pCO_2$ 25–30 mmHg) und Fentanyl. Zur Hypnose wird niedrigdosiert Thiopental oder ein Benzodiazepinpräparat gegeben.
Nach dem Legen der Ventrikeldrainage kann der IKD gemessen werden. Ist dieser nicht erhöht, kann die Anästhesie mit Isofluran weitergeführt werden. Bei erhöhtem IKD soll die Narkose mit Fentanyl aufrechterhalten werden (schmerzhafte Phase). In diesen Fällen ist am Operationsende mit einem Fentanylüberhang zu rechnen. Entweder werden die Patienten nachbeatmet oder mit Naloxon antagonisiert. Eine kurze postoperative Beatmung schadet nicht und ist im Zweifelsfall der sicherste Weg der Narkoseausleitung bei diesen Patienten.
*Alfentanil* bietet sich wegen seiner kürzeren Wirkungsdauer, als Alternative zum Fentanyl, bei diesen Operationen an. Nach neueren Erfahrungen führt es jedoch zur Erhöhung des IKD und scheidet so in der Neuroanästhesie aus (s. 3.3). Eine Narkoseführung ausschließlich mit *Isofluran* wird zwar propagiert, sollte aber bei Erwachsenen nicht angewendet werden. Diese Operationen werden bei geschlossenem Schädel durchgeführt, der IKD ist erhöht und die Autoregulation des zerebralen Kreislaufes ist aufgehoben. Es ist nicht auszuschließen, daß Isofluran, auch unter einer Hyperventilation, zu einer Erhöhung des IKD führt (Grosslight et al., 1985; Shah et al., 1990; Shapiro und Drummond, 1990).
Die Narkoseführung bei *Neugeborenen* (s. 11.1) weicht von dem oben Gesagten ab und basiert auf folgenden Überlegungen. Nach einer Narkoseeinleitung mit Thiopental und einem Relaxans sowie nach Hyperventilation mit $N_2O/O_2$ erfolgt die Punktion und die Druckentlastung des zerebralen Ventrikels schnell und relativ

schmerzlos. Bei verbesserter intrakranieller Situation und in Anbetracht der zu erwartenden, langen postoperativen Apnoe, scheint im weiteren Verlauf der Operation der Verzicht auf Opiate und die Durchführung einer Isoflurananästhesie vertretbar zu sein.

Patienten mit einem „*normal pressure*"-Hydrocephalus bereiten nur wegen der Begleiterkrankungen anästhesiologische Probleme. Bei diesen alten und oft verwahrlosten Patienten kann die Shuntanlage in reiner Isoflurananästhesie, unter leichten Hyperventilation durchgeführt werden.

## 8. Anästhesie zur Ausräumung nichttraumatischer intrakranieller Hämatome

— *Chronisch subdurales Hämatom*

Diese, überwiegend bei älteren Menschen auftretende Blutung entsteht langsam, ohne erkennbare Ursache. Manchmal finden sich inadäquate Traumen in der Anamnese. Die Diagnose wird in der Regel durch die Computertomographie gestellt. Eine beidseitige Lokalisation ist häufig. Die Therapie besteht in der Hämatomablassung durch ein oder mehrere Bohrlöcher. Der Eingriff dauert kurze Zeit (etwa 20–30 Minuten) und ist schmerzarm.

Bei kooperativen Patienten wird die Operation vielerorts in Lokalanästhesie durchgeführt.

Entscheidet man sich für eine Allgemeinanästhesie, paßt sich die Narkoseführung dem klinischen Zustand des Patienten an. Nach Einleitung mit Thiopental und Intubation wird eine Anästhesie mit $N_2O/O_2$ und Fentanyl durchgeführt. Bei präoperativ wachen und orientierten Patienten, ohne klinische oder computertomographische Zeichen einer Erhöhung des IKD, kann eine Isoflurananästhesie vorgenommen werden. Postoperativ werden die Patienten in der Regel extubiert.

— *Spontane intrazerebrale Blutung*

Die häufigsten Ursachen sind Hypertonie, Gefäßmißbildungen (Aneurysma, Angiom), Hirntumoren, Antikoagulantien und nicht iatrogene Gerinnungsstörungen. Die Symptomatik entwickelt sich schnell, und je nach Lokalisation und Größe der Blutung, kommt es zu neurologischen Ausfällen und zur Gefährdung der vitalen Funktionen. Dementsprechend beinhaltet die primäre Versorgung die Beobachtung und Diagnostik des Patienten bis zur Intensivtherapie. Bei drohender Einklemmung wird nach der Computertomographie, ohne weitere Diagnostik, eine Hämatomausräumung durchgeführt. Falls ein operativer Eingriff vorerst nicht erforderlich ist, wird der Patient beobachtet, gepflegt und die weiterführende Diagnostik (Ausschluß von Gefäßmißbildungen) durchgeführt. Diese Patienten haben oft mehrere Begleiterkrankungen die, auch im Sinne einer anästhesiologischen Vorbereitung, therapiert werden müssen (Diabetes mellitus, Hypertonie, koronare Herzkrankheit).

Tritt eine Verschlechterung des neurologischen Befundes und eine Erhöhung des IKD ein, wird das Hämatom ausgeräumt. Der Eingriff erfolgt durch eine Trepanation. Die Operationszeit ist unterschiedlich lang. Erfahrungsgemäß kann sich die Blutstillung schwierig gestalten, die Patienten sind durch Nachblutungen gefährdet.

Bei einem ausgewählten Patientengut wird in einigen Kliniken die computertomographisch-stereotaktische Punktion und Teilentleerung des Hämatoms durchgeführt mit nachfolgender lokaler Fibrinolyse (Mohadjer et al., 1990).

Das Narkoserisiko dieser Patienten ist wegen der Begleiterkrankungen und der bereits erfolgten neurologischen und pulmonalen Komplikationen, als sehr hoch einzustufen. Die Einleitung und Aufrechterhaltung der Anästhesie muß so gestaltet werden, daß keine Steigerungen des IKD entstehen (s. 3.2, 3.3). Hypertone aber auch hypotone Blutdruckschwankungen sind zu vermeiden. Inhalationsanästhetika sind kontraindiziert (s.3.3).

Postoperativ werden die Patienten häufig nachbeatmet. Die Gründe dafür sind:
– Sie waren bereits präoperativ beatmungspflichtig,
– Opiatüberhang,
– schwierige Blutstillung.

# 9. Anästhesie bei schädelhirntraumatisierten Patienten

Patienten mit einem schweren Schädelhirntrauma erleiden *Primärschäden* (Schädelfraktur, Hirnkontusion, diffuse Axonschäden). Unmittelbar nach dem Unfall kann es zu nicht vermeidbaren *primären Komplikationen* kommen (intrakranielles Hämatom, Hirnödem). *Sekundäre Komplikationen* treten im späteren Verlauf auf (IKD Erhöhung, ischämische Hirnschäden, Infektion) (Adams und Graham, 1983).

Der Einsatz des Anästhesisten beginnt im günstigsten Fall am Unfallort. Das primäre Ziel besteht in der Stabilisation der vitalen Funktionen sowie in der Vorbeugung sekundärer Komplikationen. Patienten, die nach dem Unfall noch sprechen konnten und dann verstarben (talk and die), sind im Prinzip vermeidbaren, sekundären Komplikationen erlegen (Rose et al., 1977).

Für das Schicksal des Patienten entscheidend sind:

- die Vermeidung von Hypoxie,
- die Kreislaufstabilisation und
- die schnelle Durchführung der erforderlichen chirurgischen Eingriffe.

Die Mortalitätsrate schwerer Schädelhirntraumatisierter beträgt etwa 50 Prozent. In 90% der Fälle mit tödlichem Ausgang sind hypoxische Schäden nachweisbar. Die, im Rahmen einer arteriellen Hypotension auftretende zerebrale Ischämie entspricht einer inkompletten Hirnischämie. Die *Hirnischämie* ist der wichtigste, zu sekundären Komplikationen, Dauerschäden bzw. zum Tode führende Mechanismus nach schwerem Schädelhirntrauma (Miller, 1985).

Schädelhirntraumatisierte Patienten werden notfallmäßig in das Krankenhaus eingeliefert, die primäre Versorgung und die Diagnostik laufen parallel, nicht selten unter Reanimationsbedingungen. Diese Patienten haben oft schwere Begleitverletzungen (10–40%), die, durch eine Beeinträchtigung des pulmonalen Gasaustausches und durch Blutverlust, zur Destabilisation der zerebralen Situation beitragen.

## 9.1 Chirurgische Eingriffe

— *Intrakranielle Operationen*

Ausräumung eines *epiduralen Hämatoms*. Diese Patienten haben bei rechtzeitiger Operation die besten Chancen, besonders in jungem Alter. Oft erholen sie sich innerhalb von Stunden nach der Operation. Allerdings liegt die Mortalitätsrate bei ca. 30 %.

*Das akute subdurale Hämatom* hat eine schlechtere Prognose, die Mortalität liegt bei 40–60%, wenn zusätzlich intrazerebrale Läsionen vorhanden sind, noch höher. Postoperativ tritt oft ein Hirnödem auf, eine längerdauernde Nachbeatmung ist häufig erforderlich.

*Intrazerebrale Hämatome* werden nur ausgeräumt, wenn intrakranielle Massenverschiebungen oder Zeichen des steigenden IKD vorhanden sind. Die Symptomatik kann sich über Tage entwickeln. Diese Patienten bleiben in der Regel über lange Zeit intensiv behandlungsdürftig und sind mit einer hohen Morbiditäts- und Mortalitätsrate behaftet.

— *Extrakranielle Operationen*

Schädelhirntraumatisierte Patienten müssen häufig wegen zusätzlicher Verletzungen operiert werden. Die Entscheidung über den Zeitpunkt dieser Eingriffe erfordert die interdisziplinäre Zusammenarbeit von Chirurgen, Neurochirurgen und Anästhesisten. Lebensgefährliche Verletzungen (Gefäßabrisse, große Parenchymblutungen) müssen sofort chirurgisch behandelt werden. Besonders kritisch ist die Behandlung gleichzeitiger *Gesichtsschädelfrakturen*. Die anästhesiologische Versorgung dieser Patienten kann sich als sehr problematisch erweisen (Intubationsschwierigkeiten, hämorrhagischer Schock, pulmonale Komplikationen usw.). Müssen schwer schädelhirntraumatisierte Patienten in der Akutphase wegen anderer Verletzungen versorgt werden, empfiehlt sich die intraoperative Überwachung des IKD (Prough und Butterworth, 1991). Gleichzeitig müssen alle konservativen Möglichkeiten zur Verbesserung der intrakraniellen Situation ausgenützt werden (Lagerung, Hyperventilation, Osmodiurese).

Bei der Versorgung sonstiger Verletzungen (z.B. Extremitätenfrakturen) muß die Stabilität der zerebralen Situation mitberücksichtigt werden. Operationen mit Blutverlust können zu zerebraler Minderperfusion führen; Schmerzreize können, auch unter Allgemeinanästhesie, unerwünschte Kreislaufreaktionen auslösen. Die, bei aufgehobener Autoregulation, auftretenden zerebralen Schäden sind unter Umständen schwerwiegender, als die Folgen unterlassener Primärversorgung sonstiger Verletzungen.

## 9.2 Anästhesiologisches Vorgehen

Im folgenden wird das eigentlich anästhesiologische Vorgehen im Krankenhaus beschrieben, auf die Notarzttätigkeit und die Intensivtherapie bei Schädelhirntrauma wird nicht eigens eingegangen.

Nach Erheben des neurologischen Status, ist eine Allgemeinanästhesie für die Diagnostik und Erstversorgung der Patienten mit schweren Schädelhirntrauma aus folgenden Gründen vorteilhaft:
– Die Atemwege werden freigehalten, der pulmonale Gasaustausch gesichert,
– die sympathische Hyperaktivität der Schädelhirntrauma-Patienten, die in 80% der Fälle von einer Hypertension und Tachykardie begleitet ist, wird vermindert,
– die Schmerzen werden gelindert und

– der durch die Muskelaktivität erhöhte Sauerstoffverbrauch und die Kohlendioxydproduktion werden gesenkt.

Die *Narkoseeinleitung* erfolgt unter allen Vorsichtsmaßnahmen, um eine weitere Erhöhung des IKD zu vermeiden (s. 3.2). Da traumatisierte Patienten als nicht nüchtern zu betrachten sind, muß eine „Ileus-Einleitung", vorzugsweise mit Thiopental, Lidocain und Succinylcholin durchgeführt werden.

Schädelhirntraumatisierte Patienten werden zunächst so behandelt, als wenn gleichzeitig eine Fraktur der Halswirbelsäule vorliegen würde. Solange diese nicht ausgeschlossen ist, wird die *Intubation* unter axialer Streckung der Halswirbelsäule vorgenommen, möglichst ohne den Kopf dabei zu antero- oder retroflektieren (s.12.3). Die Intubation erfolgt in der Regel oral; eine nasale Umintubation kann später, nach Ausschluß von Schädelbasisfrakturen, Gesichtsschädelverletzungen und Gerinnungsstörungen vorgenommen werden.

*Die Aufrechterhaltung der Narkose* erfolgt mit $N_2O/O_2$, in Hyperventilation, nicht depolarisierendem Muskelrelaxans und Fentanyl. In der akuten Phase eines Schädelhirntraumas ist eine totale intravenöse Anästhesie angezeigt (Shah et al., 1990). Da bei diesen Patienten eine weitere Erhöhung des IKD auch unter Hyperventilation nicht auszuschließen ist (Grosslight et al., 1985), verbietet sich die Anwendung von Isofluran. Mannitol senkt den erhöhten IKD in dieser Situation, gleichzeitig wird der zerebrale Perfusionsdruck erhöht (Mendelow, 1985).

Am Operationsende werden schädelhirntraumatisierte Patienten in der Regel vorerst nachbeatmet.

In der *perioperativen Phase* treten bei diesen Patienten oft Komplikationen im kardiovaskulären und pulmonalen System auf. Zum Teil sind sie auf eine erhöhte sympathische Aktivität zurückzuführen. Dazu gehören die Hypertension, kardiale Rhythmusstörungen, EKG-Veränderungen und das sog. neurogene Lungenödem.

Hypertension mit Tachykardie oder Bradykardie sind bei bewußtlosen Patienten Zeichen einer Ischämie im Bereich der Medulla oblongata. Die Hypertension kann einerseits zur intrakraniellen Blutung führen, andererseits kann bei einer medikamentösen Blutdrucksenkung der kritische zerebrale Perfusionsdruck (60 mmHg) unterschritten werden – dies wiederum führt zu einer zerebralen Minderperfusion. Ohne die Möglichkeit einer intrakraniellen Druckmessung ist die antihypertensive Behandlung dieser Patienten schwierig. In der Praxis wird ein systolischer Blutdruck über 160–170 mmHg therapiert. In der medikamentösen Therapie werden Alpha- und Beta-Rezeptorenblocker bevorzugt eingesetzt.

Eine, bei diesen Patienten nicht selten auftretende pulmonale Aspiration führt zu Gasaustauschstörungen, im schweren Fall zur Hypoxie mit zerebralen Konsequenzen. Eine Hyperglykämie kann Folge des Schädelhirntraumas sein, aber auch durch einen bereits bestehenden, entgleisten Diabetes mellitus oder iatrogen, durch hochprozentige Glukosezufuhr verursacht sein. Diese muß behandelt werden, da ischämische Hirnschäden bei vorliegender Hyperglykämie schwerwiegender ausfallen (Lanier et al., 1987; Prough et al., 1988).

## 9.3 Hirnprotektion

Die „hirnprotektive" Wirkung nichtpharmakologischer Methoden und verschiedener Pharmaka, inklusive Anästhetika, wurde im letzten Jahrzehnt, auch im Hinblick auf das Schädelhirntrauma gründlich untersucht (Hoff, 1986).

Die Hirnprotektion bei Schädelhirntrauma hat zum Ziel, die durch eine Hypoxämie entstandenen, primären Gewebsschäden in Grenzen zu halten und den sekundären vorzubeugen. Diesbezüglich wurden hauptsächlich Barbiturate untersucht (s.auch 6.1.3). Trotz positiver Einzelerfahrungen, konnte in einer kontrollierten Studie bei Patienten mit einem schweren Schädelhirntrauma, durch eine Barbituratprotektion, weder die Häufigkeit der intrakraniellen Hypertension vermindert, noch der Ausgang verbessert werden (Ward et al., 1985). Außerdem kann die erforderliche Barbituratdosis zur Hypotonie führen, die, besonders bei erhöhtem IKD, eine klinisch relevante Abnahme des zerebralen Perfusionsdrucks verursacht.

Eine Protektion durch Barbituratgabe ist nur in Fällen inkompletter Ischämie oder partieller Hypoxämie zu erwarten, nicht während oder nach stattgehabter kompletter Hirnschämie (Michenfelder, 1989). Die Protektion beruht vor allem auf der Senkung des zerebralen Sauerstoffverbrauches, der einhergeht mit einer reversiblen Verminderung der zerebralen Funktionen. Letztere kann durch das EEG dargestellt werden. Das isoelektrische EEG entspricht einer Verminderung des zerebralen Sauerstoffverbrauches auf 55% (Fragen und Avram, 1990). Durch zusätzliche Barbituratgabe ist eine Steigerung der protektiven Wirkung, über diesen Mechanismus nicht möglich (Michenfelder, 1990). Die Validität der Hirnprotektion wurde, aufgrund von Tierexperimenten, neuerdings in Frage gestellt. Demnach haben Anästhetika nur ein geringeres „protektives" Potential, wobei die Senkung des metabolischen Umsatzes nur einen der möglichen Mechanismen darstellt (Todd und Warner, 1992).

## 10. Anästhesie für stereotaktische Eingriffe

Bei stereotaktischen neurochirurgischen Operationen werden Instrumente gezielt in das Gehirn eingeführt. Nach exakten Berechnungen unter Einbeziehung der Computertomographie und Angiographie kann jeder intrakranielle Punkt erreicht werden. Durch die Kernspintomographie und die digitale subtrahierte Angiographie wird die Technik stereotaktischer Operationen weiter verfeinert.
Indikationsgebiete der stereotaktischen Neurochirurgie sind:
– Funktionelle Eingriffe, wie bei Bewegungsstörungen (Morbus Parkinson), Epilepsie, Schmerz und psychischen Erkrankungen;
– Tumorresektion in Gebieten, die für offene Eingriffe nicht zugänglich sind;
– diagnostische Hirnbiopsie und Serienbiopsien, intrazerebrale Cystenpunktion, interstitielle Radiotherapie, Punktion und Entleerung intrazerebraler Blutungen, Legen von Hirnelektroden.

Die Komplikationsrate stereotaktischer Eingriffe beträgt 1.7 - 2.4%, die Hälfte davon entfallen auf intrazerebrale Blutungen (Ostertag, 1988b). Weitere Komplikationen sind: Neurologische Ausfälle, Krampfanfälle, Infektion und Hirninfarkt. Die Mortalitätsrate liegt bei ca. einem Prozent.

Zur Computertomographie wird der Kopf zunächst in einen Metallrahmen gelegt, der mit Schrauben am Schädelknochen fixiert ist (Abb.9). Dieser dient als dreidimensionales Bezugssystem, jeder gewünschte intrakranielle Punkt kann in seiner räumlichen Lage in bezug auf den äußeren Rahmen berechnet werden (Ostertag,

1988a). Die eigentliche stereotaktische Operation erfolgt nach der Erhebung der Computerdaten und der chirurgischen Planung. In der Regel wird der Patient vom Computertomographie-Raum mit dem Grundring in den Operationssaal gefahren. Der Grundring wird am Operationstisch fixiert. Das stereotaktische Gerät beinhaltet weiterhin einen Zielbügel für die Halterung der Instrumente. Der Eingriff erfolgt meistens in Rücken-, manchmal in Bauch-, gelegentlich in Seitenlage. Zur Einführung der Instrumente wird nach dem Hautschnitt ein Bohrloch angelegt. Nach Durchschneiden der teilweise empfindlichen Dura, ist die Operation, bis zur Schließung der Wunde, nicht mehr schmerzhaft.

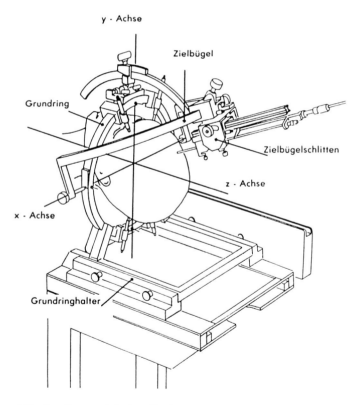

**Abb. 9.** Stereotaktisches Gerät

Eine Prämedikation ist in der Regel wünschenswert (Benzodiazepine, Neuroleptika). Die stereotaktischen Eingriffe werden meistens in Lokalanästhesie durchgeführt. Eine *Lokalanästhesie* (Lidocain 0.5% oder Mepivacain 0.5% mit Vasopressor) ist in der Kopfhaut bis zum Schädelknochen, an den Stellen der Grundringfixierung und im für den Schnitt vorgesehenen Bereich, erforderlich. In Anbetracht der langen Gesamtdauer des Eingriffes (2–4 Stunden) und der notwendigen Immobilisation, ist bei den meisten Patienten eine *Sedierung* angebracht. Es werden vor allem Benzodiazepinpräparate gegeben. Es liegen günstige Erfahrungen mit, in der Prämedikation oral verabreichten, Midazolam vor, die Patienten haben an den Eingriff selbst meist keine Erinnerung. Präparate, die eine Atemdepression verursachen können (Opiate), müssen vorsichtig dosiert werden. Eine notfallmäßige Intubation kann bei fixiertem Grundring, wegen des Zielbügels und der intrakraniell eingeführten Sonden, sehr schwierig, unter Umständen unmöglich sein. Es können mehrere Minuten vergehen bis der Tubus intratracheal plaziert ist. Eine ähnliche Situation kann sich während eines intraoperativ auftretenden Krampfanfalls ergeben. Die Angst vor dieser Komplikation führt in einigen Kliniken zur breiteren Anwendung der Allgemeinanästhesie.

Die Indikation für eine *Allgemeinanästhesie* ist bei Kindern (Abb.10), bei nicht kooperativen Patienten, bei psychisch oder motorisch unruhigen Patienten, bei transsphenoidalen Eingriffen sowie bei Operationen in Bauchlage gegeben. Patienten mit einer intrakraniellen Raumforderung oder mit Verdacht auf erhöhten IKD müssen entsprechend der Narkoseführung beim geschlossenen Schädel anästhesiert werden (s.3.); in allen übrigen Fällen kann der Eingriff in einer konventionellen Neurolept- oder Inhalationsanästhesie durchgeführt werden. Auf die Lokalanästhesie sollte man, auch bei einer Allgemeinnarkose, nicht verzichten; unerwünschte, sympathisch vermittelte Kreislaufreaktionen werden unterdrückt und Anästhetika eingespart (4.6). Nach Operationsende ist ein frühzeitiges Erwachen der Patienten und eine Extubation anzustreben.

In Anbetracht der sprunghaften Entwicklung der stereotaktischen Neurochirurgie ist damit zu rechnen, daß die Eingriffe kom-

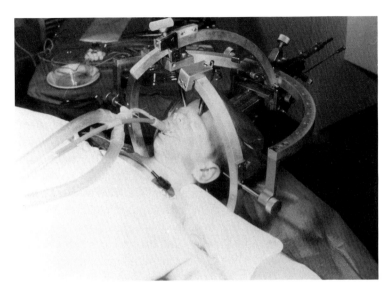

**Abb. 10.** Stereotaktische Operation in Narkose

plexer, aufwendiger und länger werden und somit in Zukunft eine zunehmende Einbeziehung der Anästhesisten sowie höhere Ansprüche an die Narkoseführung zu erwarten sind.

# 11. Pädiatrische Neuroanästhesie

Die Palette der neurochirurgischen Eingriffe im Säuglings- und Kleinkindesalter ist breit. Die anästhesiologische Versorgung dieser Patientengruppe bringt spezielle Probleme mit sich.
Es können angeborene Mißbildungen vorliegen.
Die Auskühlung muß verhindert, alle Möglichkeiten des Wärmeschutzes müssen ausgenützt werden: Wärmematte, Wärmestrahlung, gewärmte Infusionen, Alufolien-Isolierung.
Das Legen eines venösen Zuganges kann erhebliche Schwierigkeiten bereiten, wenn möglich, soll zur Narkoseeinleitung wenigstens ein venöser Zugang in der Kopfhaut angelegt werden. Die Flüssigkeitszufuhr erfolgt am günstigsten durch einen Perfusor.
Wegen des geringen Blutvolumens muß der Blutverlust sehr kritisch überwacht werden.
Eine Prämedikation ist bei Säuglingen nicht nötig, lediglich Atropin kann vor der Narkoseeinleitung intravenös verabreicht werden. Bei Kindern ab 3–4 Jahren kann eine orale Prämedikation gegeben werden (Midazolam-Saft 0.4–0.6 mg/kg KG).

## 11.1 Angeborene Mißbildungen

— *Hydrocephalus*
Dieses Krankheitsbild entsteht durch Liquorzirkulationsstörungen und führt zur Steigerung des IKD. Liegt es seit der Geburt vor und bleibt unbehandelt, kommt es zu einer extremen Dilatation der Ventrikel, zur Hirnatrophie und zu einer enormen Größenzunahme des Schädels. Dieses Bild sehen wir heutzutage selten. Der, im spä-

teren Kindesalter entstehende Hydrocephalus (z.B. nach Meningitis, Tumor) führt in erster Linie zur Drucksymptomatik.

*Die chirurgische Therapie* besteht in der Ableitung des Liquors vom Seitenventrikel in den rechten Vorhof oder in die Bauchhöhle, mittels eines subkutanen Katheters. In das Ableitungssystem wird ein Ventil eingeschaltet, um die Abflußrate regulieren zu können. Intraoperativ wird der Ventrikeldruck direkt gemessen.

Der Eingriff wird oft bei wenige Tage alten, teilweise atrophischen und dehydrierten Kindern vorgenommen. Das Monitoring besteht im Idealfall aus EKG, Oesophagusstethoskop, nicht invasiver, automatischer Blutdruckmessung und einem Pulsoxymeter. Die Operation erfolgt in Rückenlage. Der Kopf liegt dabei in einem weichen Ring, bei einem vergrößerten Kopf müssen die Schultern unterpolstert werden. Besonders bei Anlage eines ventrikulo-peritonealen Shunts soll die Auskühlung bedacht werden. Die Einleitung erfolgt intravenös, nur in Ausnahmenfällen per inhalationem.

<u>Empfohlene Narkoseführung:</u> Thiopental 0.5%, langsam, nach Wirkung. Orale Intubation mit Succinylcholin. Eine Fentanylgabe sollte wegen der schweren postoperativen Atemdepression sehr kritisch gehandhabt werden. Bei diesem Patientengut ist nach der Druckentlastung die Fortsetzung der Anästhesie mit $N_2O/O_2$ und Isofluran (< 1 MAC) bei Hyperventilation zu vertreten und günstiger als eine „kurze" Neuroleptanästhesie (s.7.). Die schmerzhafteste Phase der Operation besteht im Durchziehen des subkutanen Verbindungsschlauches, vor diesem Manöver muß die Narkose vertieft werden.

Die postoperative Phase gestaltet sich oft schwierig. Säuglinge mit präoperativ ausreichender Spontanatmung, fallen postoperativ über mehrere Stunden, wegen langer Atempausen auf. Eine ausreichende Spontanatmung baut sich nur langsam auf. Die genaue Ursache ist unbekannt. Ein Narkoseüberhang ist letztlich nie auszuschließen, die Hypoventilation wird jedoch eher auf die Auskühlung und die Wirkung des drastisch gesenkten intrakraniellen Druckes auf den Hirnstamm zurückgeführt. Die Möglichkeit einer postoperativen Nachbeatmung muß gewährleistet sein.

Angeborene Mißbildungen

— *Enkephalo- und Meningomyelocele*

Diese dysraphischen Störungen treten vor allem im Occipital- und Lumbalbereich auf. Die Häufigkeit der Erkrankung liegt bei 0.2–0.5 % aller Neugeborenen. Die Operation wird oft innerhalb der ersten Lebensstunden durchgeführt. Neben den Besonderheiten der Kinderanästhesie sind die folgenden Gesichtspunkte zu beachten:

1. Die Narkoseeinleitung erfolgt möglichst in Rückenlage, nach Plazierung der vorgefallenen Cele in einem Ring. Die Intubation in Seitenlage stellt eine alternative Möglichkeit dar.

2. Da in etwa 80% der Fälle auch ein Hydrocephalus besteht, sollte bei der Anästhesie eine Steigerung des IKD vermieden werden.

3. Die Operation erfolgt in Bauchlage (Abb.11). Der Thorax muß unterpolstert werden, unter das Becken wird eine Rolle gelegt. Der Bauch soll, um die Atembewegungen zu erleichtern, frei liegen, jedoch nicht hängen (Wangemann und Jantzen, 1992).

4. Bei großer Cele ist eine plastische Deckung erforderlich, die mit langer Operationsdauer und erheblichem Blutverlust verbunden ist.

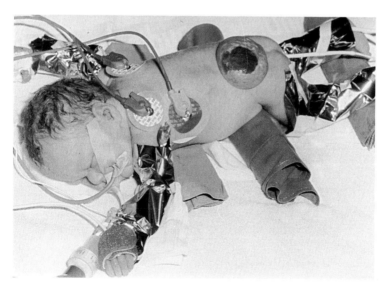

**Abb. 11.** Lagerung zur Operation einer lumbalen Meningomyelocele

Der sog. *Dermalsinus* ist eine dysraphische Störung im Sakralbereich, ohne neurologische Symptomatik. Die Exzision des Gebildes wird prophylaktisch, im frühen Säuglingsalter durchgeführt. Da es sich meistens um gesunde Kinder handelt, ist der Eingriff, bis auf die erforderliche Bauchlage, aus anästhesiologischer Sicht ohne Besonderheiten.

## 11.2 Kraniostenose

Unter Kraniostenose oder Kraniosynostose versteht man die frühzeitige Verknöcherung einer oder mehrerer Schädelnähte. Dieser Prozeß führt, je nach Beteiligung einzelner Nähte zur abnormalen Schädelform, Mikrocephalie und Hirndrucksymptomatik. Am häufigsten (ca. 50%) ist die Sagittalnaht betroffen, gefolgt von der Koronarnaht (ca. 35%). Die Kraniostenose ist oft mit Mißbildungen des Gesichtsschädels vergesellschaftet (M. Crouzon, Apert Syndrom), die das chirurgische und anästhesiologische Vorgehen in hohem Maße erschweren. Gelegentlich liegt zusätzlich ein Herzfehler vor. Die Operation – verschiedene Formen der Kraniektomie (Abb.12) – wird meistens bei Kindern innerhalb der ersten 6 Lebensmonate durchgeführt. Das Kind wird dafür auf den Rücken gelagert mit leicht erhöhtem Kopf.

Das Monitoring beinhaltet EKG, nichtinvasive automatische Blutdruckmessung, Oesophagusstethoskop, Pulsoxymeter und Temperaturmessung.

Besonderheiten des *anästhesiologischen Vorgehens:*

1. Intubationsschwierigkeiten, besonders bei gleichzeitigen kraniofacialen Mißbildungen.

2. Narkoseführung wie bei intrakranieller Druckerhöhung bis zur Eröffnung des Schädels (s. 3.3).

3. Je nach Ausmaß der Mißbildung und folglich des operativen Eingriffs, ist mit unterschiedlich hohem Blutverlust zu rechnen. Die genaue Kenntnis des chirurgischen Vorgehens im Einzelfall ist absolut notwendig. Präoperativ werden das zirkulierende Blutvolumen und der basale Flüssigkeitsbedarf des Kindes berechnet. Eine Transfusion

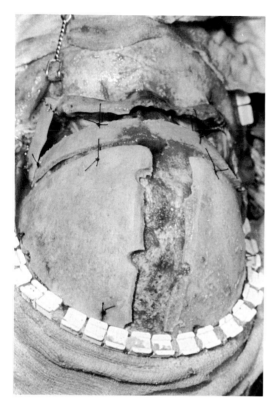

**Abb. 12.** Operation einer Kraniostenose

ist so gut wie immer erforderlich. Nach der Narkoseeinleitung empfiehlt sich das Legen zweier großlumiger peripherer Zugänge. Ein zentralvenöser oder arterieller Zugang ist nicht unbedingt erforderlich. Die Flüssigkeits- und Blutzufuhr erfolgt günstigerweise mittels Perfusoren. In der Praxis hat es sich bewährt, mit der Transfusion bereits bei dem Hautschnitt zu beginnen. Die Gründe sind die Folgenden:
– Durch das Freipräparieren des Skalps entsteht in kurzer Zeit ein erheblicher Blutverlust.
– Bei der Eröffnung des Schädels kommt es aus dem hyperplastischen Knochen zur verstärkten Blutung. Eine Sinusverletzung führt zu zusätzlichem Blutverlust.

– Bei der Entfernung des knöchernen Schädels scheint es durch die plötzliche Druckentlastung zu einer Zunahme des intrakraniellen Blutvolumens mit einem „Blutverlust nach Innen" zu kommen.

Das peinlich genaue Abwiegen der gebrauchten Kompressen und Tupfer sowie die möglichst präzise Bestimmung des übrigen Blutverlustes empfiehlt sich besonders für jüngere Kollegen. Es kann nicht genug betont werden, daß der Blutverlust sowohl von chirurgischer, als auch von anästhesiologischer Seite aus meist unterschätzt wird.

Eine postoperative Nachbeatmung ist normalerweise nicht erforderlich. Bei Normothermie und Kreislaufstabilität kann das wache Kind extubiert und auf die Intensivstation verlegt werden. Durch die Drainagen können postoperativ noch erhebliche Blutmengen verloren gehen, weitere Transfusionen können erforderlich sein. Insgesamt bedeutet die perioperative Versorgung eines Kindes mit Kraniostenose eine der größten Herausforderungen in der Neuroanästhesie.

## 11.3 Tumorchirurgie

Bei diesen Eingriffen handelt es sich meistens um maligne Tumoren aber auch um gutartige Fehlbildungstumoren in der hinteren Schädelgrube im Kindesalter.

Patienten mit schnell wachsenden malignen Tumoren fallen in der Regel durch Zeichen des erhöhten IKD auf, oft benötigen sie notfallmäßige Operationen zur Shuntanlage um eine Einklemmung des Hirnstammes zu vermeiden. Die Tumorresektion und Bestrahlung sind in der Regel nur palliative Maßnahmen. Die Narkose wird wie bei entsprechenden Eingriffen im Erwachsenenalter geführt (Abb.13).

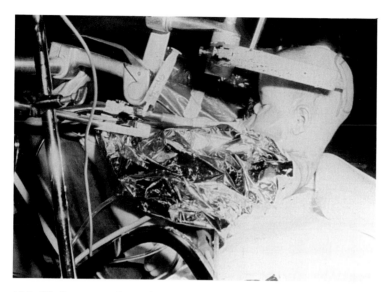

**Abb. 13.** Lagerung eines Kindes zur Operation in der hinteren Schädelgrube

# 12. Anästhesie in der Wirbelsäulenchirurgie

## 12.1 Bandscheibenvorfall

Bandscheibenvorfälle entstehen durch degenerative Veränderungen in dem gesamten Discus intervertebralis. Nach Einreißen des Anulus fibrosus fällt der degenerativ veränderte Teil des Nucleus pulposus durch diesen Riß in den Spinalkanal vor. Je nach Lokalisation drückt er dort auf die Nervenwurzeln oder auf das Rückenmark. Die Schmerzen entstehen durch den Druck auf das Ligamentum longitudinale posterius, durch Wurzelkompression, durch sekundäre Ödembildung, Muskelspasmus und entzündliche Reaktionen der Facettengelenke. Im späteren Verlauf entstehen strukturelle Veränderungen in den Nervenwurzeln, die zu chronischen Schmerzen führen.

Klinisch relevante Bandscheibenvorfälle entstehen am häufigsten in den Höhen L4/L5, L5/S1, C5/C6 und C6/C7. Ein chirurgischer Eingriff ist bei therapieresistenten Schmerzen, zunehmenden motorischen Ausfällen sowie bei Mastdarm- und Blasenentleerungsstörungen und einer Reithosenhypästhesie dringend indiziert. Bei, seit Monaten bestehender neurologischer Symptomatik sowie im Fall eines engen Spinalkanals besteht eine nichtdringliche, relative Operationsindikation. Die *Operation* besteht aus einer Teilhemilaminektomie und der Ausräumung des vorgefallenen Nucleus pulposus. Der Eingriff kann makrochirurgisch oder unter einem Operationsmikroskop mikrochirurgisch durchgeführt werden.

## 12.1.1 Lumbaler Bandscheibenvorfall

Die Operationsdauer kann sehr variieren, von einem 30-minütigen Eingriff bis zu 4 Stunden. Die Operation erfolgt in der Regel in *Allgemeinnarkose*. Sie ist zwar auch in Spinal- oder Epiduralanästhesie durchführbar, die erforderliche Lagerung ist aber für wache Patienten über längere Zeit nicht zumutbar. Die Narkose wird in Rückenlage eingeleitet. Außer ein oder zwei peripheren Zugängen und dem üblichen Monitoring sind keine besonderen Vorkehrungen erforderlich. Die intratracheale Instillation von Lidocain vermindert den bei der Lagerung auftretenden Trachealreiz; zur Intubation sollte ein Spiraltubus verwendet werden. Nach einer Intubation mit Succinylcholin muß in der Regel zur Lagerung erneut relaxiert werden. Als Alternative kann mit einem nicht depolarisierenden Muskelrelaxans intubiert und danach gelagert werden. Die Relaxation ist auch noch in der Anfangsphase der Operation erwünscht. Für die Narkoseführung eignet sich ein beliebiges Inhalationsanästhetikum.

*Lagerung.* Die Operation erfolgt in der Bauchlage. In der Seitenlage wird kaum mehr operiert. Die vier häufigsten Varianten sind:
– Bauchlage auf einem Bock, dabei verteilt sich der Großteil des Körpergewichts auf die Rippenbögen und Beckenschaufeln beiderseits, der Bauch hängt frei (Abb.14),
– Knie-Ellenbogen-Lage (Häschenstellung) (Abb.15),
– Bauchlage mit gesenkten unteren Extremitäten (Abb.16),
– einfache Bauchlage.

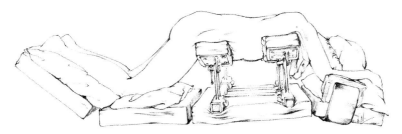

**Abb. 14.** Lagerung auf dem Bock zur lumbalen Bandscheibenoperation. Alderson et al. (1988), mit freundlicher Genehmigung von Butterworths-Heinemann Ltd., London

# Bandscheibenvorfall

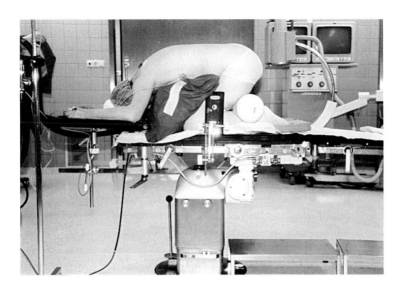

**Abb. 15.** Knie-Ellenbogen-Lagerung zur lumbalen Bandscheibenoperation

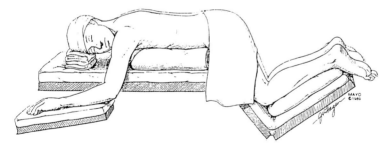

**Abb. 16.** Bauchlagerung mit angewinkelten Beinen zur lumbalen Bandscheibenoperation. Horlocker et al. (1990), mit freundlicher Genehmigung der Mayo Foundation, Rochester

Die Lagerung erfordert, besonders für die Knie-Ellenbogen-Lage, die koordinierte Tätigkeit von mindestens vier Personen. Die Lagerung des Kopf-Halsbereiches sowie der Schultergelenke muß besonders sorgfältig erfolgen. Bei der endgültigen Lagerung kommt der Kopf entweder in die gerade Stellung in eine Kopfschale (Knie-

Ellenbogen-Lage), oder wird auf die Seite gedreht. Dabei müssen Augen und Ohren vor Druck geschont werden. Die beiden Arme werden angewinkelt nach vorne gelegt, um eine Überstreckung des Plexus brachialis zu vermeiden. Die möglichen Druckstellen über den peripheren Nerven (N. radialis, N. ulnaris, N. cutaneus femoris lateralis, N. peroneus) werden ausgepolstert. Es werden auch Vakuummatratzen zur Lagerung verwendet, dadurch verteilt sich das Körpergewicht gleichmäßig auf einer großen Oberfläche. Diese Matratzen sind in beliebiger Stellung fixierbar. In einigen Kliniken werden die Patienten wach intubiert, nehmen aktiv ihre Operationslagerung ein und werden erst danach narkotisiert.

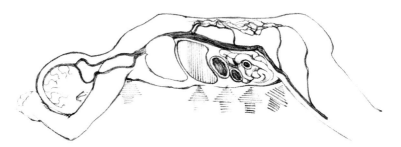

**Abb. 17.** Mögliche Druckstellen im Bereich von Gefäßbündeln bei Lagerung zur lumbalen Bandscheibenoperation. Alderson et al. (1988), mit freundlicher Genehmigung von Butterworths-Heinemann Ltd., London

Die großen Gefäßbündel am Hals, in der Achselhöhle, im Bauch und inguinal müssen vor Druck geschützt sein, sonst kann es zur Stauung im epiduralen venösen System kommen (Abb.17). Ein Abfall des systemischen Blutdrucks wird bei der Lagerung auf dem Bock gelegentlich beobachtet; dies ist die Folge von Druck auf die Vena cava inferior (Cava Syndrom) oder einer, in dieser Lagerung beschriebenen, venösen Luftembolie (Albin et al., 1991). Die durch die Überdruckbeatmung verursachte epidurale venöse Stauung kann zu epiduralen Sickerblutungen führen; die Spontanatmung erweist sich in diesen Fällen als vorteilhaft. Gelegentlich macht der Blutverlust aus der epiduralen venösen Blutung eine Transfusion erforderlich.

Nach der Operation erfordert die Umlagerung des Patienten auf den Rücken wieder die koordinierte Zusammenarbeit mehrerer Personen. Dieses Manöver ist durch unwillkürliche Bewegungen des Patienten zusätzlich erschwert.

Die Verletzung großer Gefäße (Aorta, Arteria oder Vena iliaca communis) ist selten. Bei Verdacht auf diese Komplikation (starke Blutung, hypovolämischer Schock) ist zunächst eine Ultraschalluntersuchung unter Beibehaltung der Lagerung, von dorsal durchzuführen. Gleichzeitig sind alle anaesthesiologischen und chirurgischen Vorkehrungen zu einer Laparotomie zu treffen. Um die Blutung durch das Körpergewicht zu tamponieren, wird der Patient erst unmittelbar vor dem Bauchschnitt auf den Rücken gedreht.

## 12.1.2 Cervikaler Bandscheibenvorfall

Die Narkoseeinleitung und Narkoseführung entsprechen, bis auf die *Intubation,* dem Vorgehen beim lumbalen Bandscheibenvorfall. Die Patienten haben oft eine eingeschränkte Funktion der Halswirbelsäule. Bei bestehenden Veränderungen können die Flexion, oder auch die Extension der Halswirbelsäule zur Verschlechterung der neurologischen Symptomatik führen. Vor der Intubation und Lagerung muß diese Gefahr für den einzelnen Patienten abgeklärt werden. Im Zweifelsfall ist eine fiberoptische Intubation beim wachen Patienten, in neutraler Kopflage, angezeigt. Bei ausgedehnten Lähmungen verzichtet man auf die Gabe von Succinylcholin (s.12.3).

Die Operation erfolgt in Rückenlage oder in sitzender Position.

Aus anästhesiologischer Sicht stellt die Rückenlage die schonendere Position dar. Zur *Rückenlagerung* wird der Hals nach dorsal überstreckt, sehr selten kann diese Position zu neurologischen Schäden (Tetraparese) führen. Der intraorale Tubus wird über den Kopf, nach hinten abgeleitet. Bei diesem operativen Zugang, in der Regel von der rechten Halsseite, besteht die Möglichkeit der chirurgischen Verletzung der Trachea. Die Lagerung zur Operation in *sitzender Position* ist vergleichbar mit dem Vorgehen bei Eingriffen in der hinteren Schädelgrube (s.5.2). Besondere Vorsicht ist bei der Lagerung des Kopfes geboten. Die Schnittführung liegt in der Medianlinie über den Dornfortsätzen. Die Möglichkeit einer venösen Luftembolie ist gegeben, jedoch seltener und im Ausmaß weniger schwerwiegend als bei Operationen in der hinteren Schädelgrube. In jedem Falle wird ein Vorhofkatheter, unter Röntgenkontrolle gelegt. Ein arterieller Katheter ist nicht obligat. Das Monitoring beinhaltet das präkordiale Dopplergerät, und ein Kapnometer.

Ein *thorakaler Bandscheibenvorfall* kommt selten vor. Die Operation (Costotransversektomie) wird durch einen medialen bzw. lateralen Zugang, in Bauchlage, mit oder ohne Pleraeröffnung durchgeführt.

Das anästhesiologische Vorgehen bei Operationen wegen eines engen Spinalkanals ist identisch mit dem oben Beschriebenen.

## 12.1.3 Chemonucleolyse

Das Auflösen der vorgefallenen lumbalen Bandscheibe durch ein proteolytisches Enzym, Chymopapain, hat in den letzten zehn Jahren, als Alternative zur operativen Entfernung, Eingang in die Praxis gefunden. Das Enzym wird unter Röntgenkontrolle in den vorgefallenen Nucleus pulposus injiziert, der Anulus fibrosus wird von Chymopapain nicht angegriffen. Bei gezielter Indikation wird eine Erfolgsquote, vergleichbar mit der operativen Methode, angegeben. Der Eingriff, der überwiegend in Lokalanästhesie durchgeführt wird, ist mit dem Risiko einer analphylaktischen Reaktion behaftet. Diese entsteht als Folge einer Freisetzung von Histamin und anderer vasoaktiver Mediatoren. Nach einer multizentrischen Studie liegt die Häufigkeit bei Männern bei 0.2%, bei Frauen bei 2.05% (Moss et al., 1984). Die Letalität beträgt 1.2 Promille. Die anaphylaktoide Reaktion setzt einen früheren Antigenreiz voraus. Chymopapain ist unter anderen in Fruchtsäften, Bier und in Lösungen für Kontaktlinsen enthalten; Angaben über entsprechende Allergien sind in der Auswahl einer Risikogruppe hilfreich.

Der Eingriff wird bei nüchternen Patienten nach einer 24 stündigen Vorbehandlung mit H1 und H2 Blockern, in örtlicher Betäubung (Infiltration) durchgeführt, begleitet von einer „monitored anesthesia care". Da die Injektion von Chymopapain schmerzhaft ist, ist die vorherige Gabe von 0.05–0.1 mg Fentanyl angezeigt. Die anaphylaktoide Reaktion tritt in der Regel schnell auf, kann aber ebenso verzögert, erst nach 2–3 Stunden auftreten. Dementsprechend ist postoperativ eine dreistündige intensive Überwachung erforderlich. Die Behandlung einer Reaktion entspricht, je nach Schweregrad, der üblichen Therapie anaphylaktoider Reaktionen (s.13.4). Gelegentlich wird die Chemonucleolyse in Allgemeinanästhesie durchgeführt. In der Narkoseführung werden Mittel, die eine Histaminfreisetzung verursachen, vermieden. Ob die Allgemeinanästhesie einen Schutz vor schweren anaphylaktoiden Reaktionen darstellt, wie bei der Kontrastmittelgabe, ist nicht bekannt.

## 12.2 Wirbelsäulen- und Rückenmarkstumoren

Die spinalen Tumoren sind entweder intra- oder extraduralen Ursprungs. Intradurale Tumoren können intra- oder extramedullär auftreten, die extraduralen Tumoren liegen intraspinal oder vertebral. Die meisten Tumoren sitzen intradural – extramedullär (z.B. Meningeom) oder extradural (z.B. Metastase). Etwa die Hälfte der Tumoren liegt im thorakalen, ein Viertel im lumbalen Bereich, gefolgt von zervikalen und sakralen Tumoren. Die Operation besteht, je nach Ausmaß des Tumors, aus einer Laminektomie oder Hemilaminektomie in einer oder mehreren Höhen.

Die *Lagerung* zur lumbalen oder zervikalen Laminektomie entspricht dem Vorgehen bei Bandscheibenoperationen. Patienten mit Tumoren in der thorakalen Wirbelsäule werden in einfacher Bauchlage operiert oder auf den Bock gelegt, je nach Höhe des Eingriffes und den Erfordernissen der intraoperativen Röntgenuntersuchung. Bei diesen, teils atypischen Lagerungen, muß auf thorakale Druckstellen, auf die Position der Arme, des Halses und Kopfes besonders geachtet werden.

Die *Narkoseführung* bei Patienten mit zunehmender Querschnittssymptomatik folgt den allgemeinen Grundsätzen der Neuroanästhesie (s.3.). Es gibt keine direkten klinischen Beweise für den Einfluß der Narkoseführung auf die intraspinale Compliance. Es ist jedoch anzunehmen, daß die Narkoseführung sich auf die intraspinalen Volumenverhältnisse in ähnlicher Weise auswirkt, wie intrakraniell (s.3.3). In der Praxis wird nach der Narkoseeinleitung mit Hilfe eines nicht depolarisierenden Muskelrelaxans intubiert (Cave Succinylcholin!) und die Narkose als Neurolept- oder Isoflurananästhesie weitergeführt. Am Operationsende wird in der Regel, nach Antagonisierung eines eventuellen Relaxantien- oder Opiatüberhangs, die Narkose auf dem Operationstisch ausgeleitet.

Das *Monitoring* paßt sich dem präoperativen Befund und dem Zustand des Patienten an. Intradurale Tumoren sind meist aus anästhesiologischer Sicht unproblematisch. Extradural wachsende Tumoren, besonders lumbale Metastasen (vor allem Hypernephrommetastasen) können sehr blutreich sein, sodaß es bereits in den ersten Minuten der Operation zu erheblichem Blutverlust kommen kann. Oft gestaltet sich die Blutstillung sehr schwierig. In diesen Fällen empfiehlt sich präoperativ das Legen mehrerer großlumiger peripherer Zugänge. Ein zentralvenöser Zugang ist nicht unbedingt erforderlich. Die blutige arterielle Druckmessung ist bei diesen Patienten zu empfehlen.

Nach einem intramedullären Eingriff in C1-C2-Höhe muß postoperativ mit der Möglichkeit von Atemstörungen gerechnet werden. Die Verletzung des Tractus reticulospinalis führt zur Apnoe, auf Aufforderung kann der Patient jedoch ausreichend spontan atmen.

## 12.3 Wirbelsäulen- und Rückenmarkstraumen

Die Versorgung der Wirbelsäulen- und Rückenmarksverletzungen folgt drei Prinzipien (Fraser und Edmonds-Seal, 1982):
- Schutz des Rückenmarkes;
  - anatomische Wiederherstellung des Wirbelkanals um die Kompression auf neurale Strukturen aufzuheben,
  - spinale Stabilität.

Die posttraumatische Instabilität der zervikalen Wirbelsäule wird entweder konservativ (Halo Fixation, Crutchfield-Extension) oder bei zunehmender neurologischer Symptomatik und in konservativ nicht behandelbaren Fällen, chirurgisch versorgt. Bei thorakolumbalen Wirbelsäulenverletzungen wird über die akute chirurgische Versorgung im Einzelfall entschieden. Die Operation ist in der Regel ein großer, blutreicher Eingriff, der in der Phase der, durch den „spinalen Shock" hervorgerufenen, Kreislaufinstabilität durchgeführt werden muß. Diese Tatsache gewinnt an Bedeutung wenn zusätzliche schwere Verletzungen vorliegen. Die intraoperative Prüfung der Rückenmarksfunktion erfolgte früher durch wache Phasen unter Neuroleptanästhesie; heute werden somatosensorisch und motorisch evozierte Potentiale intraoperativ abgeleitet (s.4.5.4).

— *Spinaler Schock*
Nach einer traumatischen Querschnittsverletzung des Rückenmarkes kommt es in der Regel zum sog. „spinalen Schock". Es handelt sich um einen Begriff aus der Physiologie, der nicht notwendigerweise beinhaltet, daß das Rückenmark komplett durchtrennt ist. Der spinale Schock kann sich über die Dauer weniger Tage bis zu mehreren Wochen erstrecken. Der Schweregrad der Symptomatik hängt von der Höhe der Verletzung ab. Das klinische Bild beinhaltet den sofortigen Ausfall von Sehnenreflexen, den Verlust sämtlicher visceraler und somatischer Empfindungen, die flaccide Lähmung der Muskulatur unterhalb der Verletzungsebene und den Verlust über die Kontrolle von Blase und Darm.

Unmittelbar nach der Verletzung tritt kurzzeitig eine autonome Dysregulation, mit Bradykardie, Hypertension und Dysrhythmien auf, gefolgt von einem Ausfall der sympathischen Regulation. Bei zervikalen Verletzungen kommt es zu einer totalen Sympathektomie mit einem Überwiegen des Vagotonus. Dieser manifestiert sich durch Bradykardie und Hypotension. Endotracheale Manipulationen und Hypoxie können bei diesen Patienten leicht zu Bradykardie und Herzstillstand führen. Ein Atropinschutz ist wirksam (Frankel et al., 1975; Welply et al., 1975). Bei einem Querschnitt unter Th 5/6 ist diese Symptomatik weniger ausgeprägt. Durch den Verlust des Sympathikotonus kommt es zur Zunahme des venösen Blutvolumens, bei Volumenzufuhr ist die Gefahr eines Lungenödems erhöht. Bei Patienten mit hohem Querschnitt und zusätzlichen Risiken (weitere Verletzungen, Blutverlust, Kreislaufinstabilität, Operation) ist das Legen eines Pulmonaliskatheters indiziert (Troll und Dohrmann, 1975).

Patienten mit einem zervikalen Querschnitt unterhalb C5 büßen zwar durch den Ausfall der Interkostalmuskulatur etwa 60% ihrer alveolären Ventilation ein, ein ausreichender Gasaustausch ist aber in der Regel noch vorhanden. Bei Verletzungen in der Höhe C3 oder proximal davon, fällt auch die Zwerchfellatmung aus.

Wenige Stunden nach dem Unfall, tritt meist ein paralytischer Ileus auf, der zwei bis drei Tage lang anhält. In dieser Phase sind nicht intubierte Patienten durch eine Magensaftaspiration gefährdet. Die Patienten werden poikilotherm, die Möglichkeiten des Schwitzens und des Wärmeschutzes durch Vasokonstriktion sind nicht mehr gegeben.

— *Anästhesiologisches Vorgehen*

Bei diesen Patienten ist die *Narkoseeinleitung* von entscheidender Bedeutung. Für eine *Intubation des wachen Patienten* spricht die Vermeidung einer Aspiration. Die Intubation erfolgt nach vorangegangener Lokalanästhesie des oronasalen Raumes und des Rachens, entweder nach der Einstellung des Kehlkopfeinganges durch eine direkte Laryngoskopie oder blind nasal oder mit der Hilfe eines flexiblen Bronchoskops. Als Alternative zur Intubation sollte auch die Möglichkeit einer elektiven Tracheotomie in Lokalanästhesie in Erwägung gezogen werden. Wenn genügend Zeit vorhanden ist, ist in geübten Händen die fiberoptische Intubation die Methode der Wahl. Dieses Vorgehen ist besonders bei Patienten zu empfehlen, bei denen die Halswirbelsäule bereits im Halo fixiert ist (Abb.18). Im Notfall ist die Intubation mit direkter Laryngoskopie die sicherste Methode. Diese erfordert jedoch die Extension des atlanto – occipitalen Gelenkes. Die zervikale Wirbelsäule wird von Helfern in axialer Richtung extendiert und fixiert. Dadurch werden Bewegungen im Halsbereich eingeschränkt, aber nicht völlig unterbunden (Hastings und Marks, 1991).

Die Krikothyreoidotomie und die transtracheale Beatmung durch Nadel wird meist von Ungeübten im Notfall ausgeführt und ist daher mit Komplikationen verbunden.

Entschließt man sich zu einer *Intubation nach der Narkoseeinleitung,* scheint Ketamin das beste Einleitungsmittel zu sein (Alderson und Thiagarajah, 1990). Der Blutdruckabfall nach Barbiturat- oder Propofolgabe kann bei hohem Querschnitt nicht durch eine Vasokonstriktion kompensiert werden. Etomidat führt zu Muskelzuckungen auch im zervikalen Bereich. Die Intubation selber kann mit einer der oben angeführten Methoden bei fixiertem Kopf erfolgen. Bei der Auswahl des Muskelrelaxans müssen die unkontrollierten Muskelbewegungen nach Succinylcholingabe besonders be-

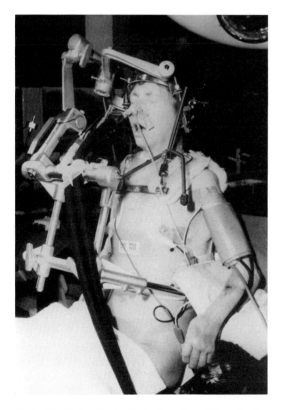

**Abb. 18.** Patientin in Halo-Fixation. Sitzende Lagerung zur zervikalen Wirbelsäulenchirurgie

achtet werden. Die Hyperkaliämie nach der Verabreichung von Succinylcholin tritt zwischen dem 3 Tag und neunten Monat nach Querschnittslähmung auf, in diesem Zeitraum ist es kontraindiziert (Fraser und Edmonds-Seal, 1982).

Die intraoperative Lagerung, Wärmeschutz und sorgfältiger Volumenersatz sind von großer Bedeutung. Die Operation wird durch eine komplette Muskelrelaxation erleichtert. Am Operationsende, nach Antagonisierung von Relaxantien und Opiaten, muß die Spontanatmung sehr kritisch beurteilt werden. Im Zweifelsfall ist es sicherer, zunächst auf die Extubation zu verzichten.

Die Indikation zur *transoralen Operation am Dens epistrophei* sind bei hochstehendem Dens, bei basilärer Impression, bei Tumoren im kraniospinalen Übergang, bei primär chronischer Polyarthritis und bei Dens-Frakturen gegeben. Bei Instabilität der Halswirbelsäule erfolgt die Operation nach vorangegangener Halo – Fixation. Bei aufgehobener Beweglichkeit der Halswirbelsäule (z.B. Primär Chronische Polyarthritis oder Halo – Fixation) ist eine fiberoptische Intubation angezeigt. Bei einigen Krankheitsbildern ist mit einem erhöhten IKD zu rechnen, die Einleitung und Führung der Anästhesie muß dementsprechend gestaltet werden (s. 3.2 und 3.3). Liegt kein intraorales Ödem vor, erfolgt die Extubation in der Regel unmittelbar postoperativ.

## 12.4 Syringomyelie

Die Syringomyelie ist eine dysraphische Fehlbildung des Rückenmarkes. Es entwickelt sich langsam ein Hohlraum mit Liquoransammlung (Syrinx) im zentralen Bereich des Rückenmarkes, meistens zervikal. Oft breiten sich die Veränderungen in die Medulla oblongata oder in den thorakalen Rückenmarksbereich aus. Die Ätiologie ist meist unklar, gelegentlich findet sich ein Trauma oder eine Arachnoiditis in der Anamnese. Die Syringomyelie kann mit spinalen Tumoren vergesellschaftet sein. Durch die Dystrophie des Rückenmarkes entstehen dissoziierte Sensibilitätsstörungen, zentrale Ausfälle im sympathischem Nervensystem und Paresen. In späteren Phasen kommt es zur Muskeldystrophie, zu vegetativen Störun-

Syringomyelie

gen und bei bulbärer Beteiligung zu Beeinträchtigungen der Hirnnervenfunktionen.

Die *chirurgische Therapie* besteht in der Entlastung der Syrinx, in Form eines syringo-subarachnoidalen Shunts. In Einzelfällen erfolgt die Ableitung in den Vorhof oder in die Bauchhöhle. In einigen selteneren Fällen, besonders bei frühzeitigen Operationen kann es zu einer Verbesserung der Symptomatik kommen, in anderen Fällen wird nur ein Fortschreiten der neurologischen Schäden verhindert.

Entsprechend der Ausdehnung der neurologischen Schäden können bei der *präoperativen Untersuchung* bereits mehrere, aus anästhesiologischer Sicht wichtige Beeinträchtigungen vorliegen. Die Patienten neigen zur orthostatischen Hypotonie. Sie können auch im jugendlichen Alter bereits eine deutlich eingeschränkte Lungenfunktion aufweisen. Im Laufe der Zeit kommt es durch Paresen zur dystrophischen Muskulatur. Gelegentlich sind diese Patienten bettlägerig. Auch eine Stimmbandparese kann vorliegen.

Der Eingriff (Exploration der hinteren Schädelgrube, zervikale Laminektomie) wird in der Regel in sitzender Position durchgeführt. Die Lagerung, ihre Komplikationen (venöse Luftembolie) und das Monitoring wurden bei den Operationen in der hinteren Schädelgrube beschrieben (5.2).

In der *Narkoseführung* ist zu beachten, daß die Erhöhung des IKD auch den Druck in der Syrinx steigert und deren Ausdehnung vergrößern kann. Succinylcholin scheidet wegen der möglichen hyperkaliämischen Reaktion aus. Die dystrophischen Muskeln reagieren sehr empfindlich auf nicht depolarisierende Muskelrelaxantien, die neuromuskuläre Übertragung muß monitorisiert werden. Es kann eine Neurolept- oder eine Isoflurananästhesie durchgeführt werden. Für Opiate spricht die mögliche Kreislaufinstabilität der Patienten, für das Isofluran ihre verminderte Lungenfunktion. Vor der Extubation müssen die Schutzreflexe und eine ausreichende Spontanatmung mit Sicherheit vorhanden sein. Der postoperative Verlauf ist oft durch eine allgemeine Schwäche und schwierige Mobilisation gekennzeichnet. Pulmonale Komplikationen wie Aspiration und Pneumonie sind bei ausgeprägter neurologischer Symptomatik keine Seltenheit.

## 13. Anästhesie für Neuroradiologie

Die Mehrheit der neuroradiologischen Eingriffe wird ohne anästhesiologische Betreuung durchgeführt. Für nicht-invasive Verfahren werden Patienten gelegentlich sediert. Bei invasiven radiologischen Untersuchungen wird eine Infiltrationsanästhesie gesetzt; beide Maßnahmen werden in der Regel von Radiologen durchgeführt. Anästhesisten werden zu den radiologischen Untersuchungen oder interventionellen Verfahren bei traumatisierten, nicht kooperativen oder bewußtlosen Patienten, sowie bei Patienten mit Risikofaktoren (z.b. allergische Reaktionen in der Vorgeschichte), bei Notfällen und bei Kleinkindern hinzugezogen. Es werden folgende Anästhesieverfahren angewandt:
- Überwachung, „monitored anesthesia care" (Zelcer and White, 1990),
- Sedierung,
- Allgemeinanästhesie.

Für die Anästhesie in der Neuroradiologie gelten folgende Besonderheiten:
- Die Untersuchungen betreffen Patienten, bei denen pathologische intrakranielle Prozesse nachgewiesen wurden oder zumindest vermutet werden; die allgemeinen neuroanästhesiologischen Prinzipien müssen eingehalten werden (s.3.).
- Die Anästhesie findet in „fremder Umgebung", d.h. in der Radiologischen Abteilung, teilweise im Dunkeln statt; für die Narkoseführung, Beatmung und Überwachung ist eine besondere Aufmerksamkeit angebracht.
- Wegen der obengenannten Umstände sollte im Zweifelsfall eine Allgemeinanästhesie einer Sedierung vorgezogen werden. Eine

ausreichende Ventilation, die Überwachung und die Sicherheit des Patienten sind dadurch besser gewährleistet.

## 13.1 Zerebrale und spinale Angiographie

Diese Untersuchungen werden in der Regel mit der Hilfe eines, in die Arteria femoralis retrograd eingeführten Katheters, selektiv, meist in der Form der digital subtrahierten Angiographie durchgeführt. Bei kooperativen Patienten erfordert dieser Eingriff lediglich eine Lokalanästhesie. Die Direktpunktion der Arteria carotis communis und die Gegenstromangiographie (A. brachialis) kommen heutzutage nur im Ausnahmefall zur Anwendung.

Bei den interventionellen Verfahren (z.B. Embolisation von zerebro-vaskulären Mißbildungen) sollten die Patienten möglichst ansprechbar bleiben, um Komplikationen rechtzeitig zu erkennen.

Eine Sedierung ist jedoch, wegen der langen Eingriffsdauer häufig erforderlich.

Eine Allgemeinanästhesie ist bei Kleinkindern, bei nicht kooperativen oder bewußtlosen Patienten indiziert. Da die radiologischen Untersuchungen nicht schmerzhaft sind, ist keine tiefe Narkose erforderlich.

Empfohlene Narkoseführung: Bei Patienten, bei denen kein Verdacht auf eine Erhöhung des IKD besteht, kann eine Isoflurananästhesie, unter leichter Hyperventilation durchgeführt werden. Ist eine intrakranielle Drucksteigerung nicht auszuschließen, erfolgt die Einleitung und Führung der Anästhesie in der, in Kapitel 3.2 und 3.3 beschriebenen Weise, d.h. Hyperventilation mit $N_2O/O_2$, Muskelrelaxans, niedrigdosierte Fentanyl- und/oder Benzodiazepingabe. Bei der Ausleitung der Narkose muß mit der Möglichkeit von frischen, durch die interventionellen Maßnahmen verursachten, zerebralen Schädigungen (z.B. Parese) gerechnet werden.

## 13.2 Computertomographische Untersuchung

Die Untersuchung ist nicht-invasiv und dauert ca. 10–20 Minuten. Eine Allgemeinanästhesie ist bei schädelhirntraumatisierten oder bei nicht kooperativen Patienten sowie bei Kindern erforderlich (s.13.1).
Oft reicht eine *Sedierung* aus, wobei dafür kein allgemein akzeptiertes Mittel zur Verfügung steht.

Bei Kindern wurde die intramuskuläre (10 mg/kg KG) Gabe von Methohexital, als eine Alternative zur rektalen Applikation, empfohlen (Varner et al., 1985). Der Midazolam – Saft (0.4–0.6 mg/kg KG) hat sich in der Praxis auch bewährt. Bei Erwachsenen liegen gute Erfahrungen mit der oralen Flunitrazepamgabe (1–2mg), 1 Stunde vor der Untersuchung, vor.

Im Rahmen eines „monitored anesthesia care" wird eine intravenöse Sedierung (Benzodiazepine, evtl. Fentanyl) empfohlen. Erwachsenen wird Diazepam (2,5–5mg), Midazolam (0.5–2mg) oder Flunitrazepam (0.2–0.6mg) titriert intravenös gegeben.

Bei der Anwendung von Benzodiazepinen ist Vorsicht geboten, da bei vorhandener intrakranieller Druckerhöhung oder in der Kombination mit Fentanyl eine Atemdepressionen auftreten kann (Bailey et al., 1988; Zelcer und White, 1990).

## 13.3 Kernspintomographische Untersuchung

Die Kernspintomographie, ein nicht-invasives Verfahren ohne ionisierende Strahlen, bietet speziell im Bereich des zentralen Nervensystems diagnostische Vorteile gegenüber der Computertomographie. In Notfällen wird sie kaum verwendet; die Untersuchung dauert etwa 45–60 Minuten. Die magnetische Feldstärke der Geräte bewegt sich zwischen 0.15–2.0 Tesla. Bei der Kernspintomographie kommen homogene, starke, statische Magnetfelder, zeitlich veränderte Magnetfelder und hochfrequente elektromagnetische Felder zur Anwendung (Steiner und Fiegler, 1989). Aus diesen Einflüssen ergeben sich zahlreiche Probleme für die Patienten, das Personal und das anästhesiologische Management.

Aus anästhesiologischer Sicht besteht das grundsätzliche Problem in der Wirkung des magnetischen Feldes auf ferromagnetische Gegenstände und auf biologische Funktionen (z.b. Hirnstromaktivität, Blutfluß). Diese ist um so ausgeprägter, je höher die Feldstärke des Gerätes ist. Auch die Richtung des magnetischen Feldes, die bei den einzelnen Geräten unterschiedlich ist, muß beachtet werden. Durch die Wirkung des magnetischen Feldes können Schäden sowohl bei Patienten als auch bei medizinischen Geräten entstehen und Störungen in der Bildgebung hervorgerufen werden.

### 13.3.1 Besonderheiten des magnetischen Feldes

Patienten mit einem Herzschrittmacher (Funktionsstörungen) können einer Kernspintomographie nicht unterzogen werden (Roth, 1984). Das selbe gilt auch für Patienten mit einem geclipptem Aneurysma (Dislokationsgefahr), mit Ausnahme der neuerdings hergestellten Titanclips, die keine ferromagnetischen Eigenschaften aufweisen. Eine totale Hüftenendoprothese kann die Bildqualität beeinträchtigen. Seltener vorkommende Implantate (Pumpen, Herzklappen, Innenohr-Implantate) müssen individuell beurteilt werden. Der Magnet zieht, je nach Feldstärke, lose ferromagnetische Gegenstände (z.B. Schere, Nadel, Kugelschreiber, Laryngoskop, Stethoskop) an, dabei können Verletzungen auftreten. Bei Patienten mit einer Epilepsie kann durch die wechselnden Spannungsfelder ein Anfall ausgelöst werden.

### 13.3.2 Probleme mit anästhesiologischen Geräten, Monitoren

Die Narkosegeräte und Monitore können je nach der magnetischen Feldstärke im Untersuchungsraum bleiben oder müssen außerhalb plaziert werden. *EKG-Geräte* stören in der Regel die Bildgebung und über 0.3 Tesla kommt es zu einer starken Zunahme der T-Wellenamplitude im EKG, ohne physiologische Ursache (Roth, 1984). In elektrischen Kabeln auftretende Spannungen können Verbrennungen verursachen. Es gibt bereits Versuche mit telemetrischen und fiberoptischen EKG-Monitoren und es existieren auch speziell für Kernspintomographie entwickelte EKG-Geräte. Die *Pulsoxymeter* funktionieren meistens im Kernspintomographie-Bereich, wenn auch nicht immer kontinuierlich. Der Patientenanschluß soll möglichst weit entfernt vom Magneten stattfinden, wenn möglich an den Zehen. Es sind allerdings auch hierbei schwere Verbrennungen beschrieben worden, sowohl durch das Kabel als auch durch den Sensor verursacht (Bashein und Syrovy, 1991). Ein automatisches oscillometrisches *Blutdruckmeßgerät* (im Kunststoffgehäuse und mit Akkuversorgung) kann in der Regel im Untersuchungsraum stehen. Die *Narkosegeräte* dürfen keine Gefahr für die Patienten bedeuten, müssen im magnetischen Feld korrekt funktionieren und dürfen die Bildgebung nicht stören (Patteson und Chesney, 1992). Es gibt mehrere Möglichkeiten das Gerät in der Nähe des Patienten (und des Magneten) belassen zu können. Die ferromagnetischen Teile können gegen Kunststoff ausgetauscht werden, weiterhin kann das Gerät an der Wand fixiert werden. Eine weitere Möglichkeit besteht darin, daß das Kreisteil des Narkosegerätes (ohne ferromagnetische Elemente) beim Patienten belassen wird und durch verlängerte Schläuche mit dem Narkosegerät außerhalb des Untersuchungsraumes verbunden wird (Hipp et al., 1986). Die Messung der exspiratorischen $CO_2$-Konzentration kann durch ein *Kapnometer* erfolgen, mit verlängerter Ansaugleitung und entsprechender Anzeigeverzögerung. Durch das, während der Untersuchung wiederholt auftretende, gerätebedingte Geräusch ist die Auskultation mit präkordialem oder Oesophagusstethoskop erschwert. Die Funktion von *Infusionspumpen* kann im magnetischen Feld verändert sein.

### 13.3.3 Anästhesiologisches Vorgehen

Der Patient ist dem direkten Zugriff des Anästhesisten entzogen. Die Überwachung bei „monitored anesthesia care", besonders bei sedierten Patienten ist, wegen des fehlenden Blickkontaktes, nicht einfach. Eine unwillkürliche Extubation bei anästhetisierten Patienten führt zu einer kritischen Situation; die Bergung des Patienten aus der Untersuchungsröhre, das nicht vorhandene Narkosegerät, der magnetische Einfluß auf das Laryngoskop und andere Instrumente sind alles Faktoren, die eine notfallmäßige Intervention während der Untersuchung erschweren. Der Klimaanlage in dem Gerät und die lange Untersuchungsdauer führen zur Unterkühlung, besonders bei narkotisierten Kindern. Obesitas erschwert ebenfalls im engem Raum die anästhesiologische Versorgung. Ein Teil der Patienten leidet unter Klaustrophobie in der etwa 2.5 m langen und 60 cm breiten Öffnung.

Viele Patienten benötigen eine *Sedierung*, um in den engen Verhältnissen, etwa über eine Stunde lang, ruhig liegen bleiben zu können. Die Möglichkeiten einer Sedierung ist bei der Computertomographie beschrieben (s.13.2). Säuglinge und kleine Kinder (häufige Untersuchungskandidaten), sowie gefährdete und nicht kooperative Erwachsene sollten eine *Allgemeinanästhesie* erhalten. Das Anästhesierisiko ist durch die Umstände der Untersuchung erhöht, diese Tatsache muß in der Indikationsstellung berücksichtigt werden.

*Einleitung und Führung der Narkose* müssen der Krankheit und dem Zustand des Patienten entsprechend angepaßt werden. (s.auch 13.1). In Routinefällen, bei ambulanten Patienten, bietet sich am ehesten eine Inhalationsanästhesie an. Die Narkoseeinleitung erfolgt, je nach der Feldstärke des Magneten, innerhalb oder außerhalb des Untersuchungsraumes. Der praktische Ablauf der Anästhesie wird weitgehend von der Feldstärke des Magnets und den ferromagnetischen Eigenschaften der vorhandenen anästhesiologischen Geräte bestimmt. Zwischen den zwei Extremen – Anästhesist, Narkosegerät und Monitoring im Untersuchungsraum, oder aber außerhalb – werden in verschiedenen Kliniken alle Variationen praktiziert. Dabei werden die Improvisationsfähigkeit, die fachliche Kompetenz und das technische Wissen der Anästhesisten sehr gefordert.

Der neueste Stand der Möglichkeiten des anästhesiologischen Managements für Kernspintomographie ist in einem Übersichtsartikel beschrieben (Patteson und Chesney, 1992). In dieser Arbeit wird auch die Brauchbarkeit einzelner Narkosegeräte und Monitore, hinsichtlich der jeweiligen Feldstärke des Magneten besprochen. *Insgesamt* ist während der Kernspintomographie die Sicherheit der narkotisierten Patienten, insbesondere bei Säuglingen, im Allgemeinen *nicht ausreichend* gewährleistet. Viele Universitätskliniken und große Krankenhäuser lehnen heute noch eine Narkose für die Kernspintomographie ab. In Anbetracht des Wertes der Untersuchung und der vorhandenen technischen Möglichkeiten ist jedoch zu erwarten, daß diese Probleme in nächster Zeit, vor allem von Seiten des Monitorings, gelöst werden.

## 13.4 Reaktionen auf Kontrastmittel

Die zu radiologischen Untersuchungen verwendeten Kontrastmittel sind meist jodhaltige, hyperosmolare Lösungen und als solche mit Nebenwirkungen behaftet. Folgende Reaktionen können auftreten:
- Vasomotorische Reaktionen (periphere Vasodilatation),
- vasovagale Reaktionen,
- Hautreaktionen (Rötung und Urtikaria) als Folge der Histaminfreisetzung,
- osmotische Diurese,
- Übelkeit, Erbrechen,
- Unwohlsein, Angst,
- anaphylaktoide Reaktion und
- anaphylaktischer Schock.

Die Häufigkeit nicht tödlicher Reaktionen wird in unterschiedlichen Statistiken mit 2.3% nach intraarterieller und um 10% nach intravenöser Kontrastmittelgabe angegeben. Tödliche Reaktionen treten bei 0.006–0.01% der Patienten auf. Patienten mit bekannter Jod-Allergie, mit allergischer Diathese, oder Asthma sind besonders gefährdet. Auch bei kardiovaskulären Erkrankungen treten Nebenwirkungen häufiger auf. Die Einführung der isoosmolaren und non-ionischen Kontrastmittel hat die Häufigkeit der allergischen Reaktionen reduziert, der Anwendung sind jedoch durch den hohen Preis Grenzen gesetzt.

Schwere Nebenwirkungen treten während einer Allgemeinanästhesie nicht auf, d.h. eine Narkose kann als prophylaktische Maßnahme bei entsprechender Anamnese, indiziert sein. Die sonst übliche *Prophylaxe* besteht in der Gabe von Steroiden, H1 und H2 Blockern 24, 12 und 2 Stunden vor dem Eingriff, evtl. begleitet durch eine „monitored anesthesia care". Das Auftreten einer anaphylaktoiden Reaktion ist meist unmittelbar nach der Applikation des Kontrastmittels zu erwarten, kann jedoch auch mehrere Stunden später auftreten.

*Die therapeutischen Maßnahmen* beinhalten die Gabe von Sauerstoff sowie die intravenöse Verabreichung von Adrenalin, Aminophyllin, Atropin, Steroiden, Antihistaminika, Flüssigkeit und unter Umständen die kardiopulmonale Reanimation. Bei Ödementwicklung im Kehlkopfbereich ist eine frühzeitige Intubation erforderlich.

## 14. Eingriffe in Lokalanästhesie

Die Allgemeinanästhesie ist erst nach der routinemäßigen Anwendung der intratrachealen Intubation und der kontrollierten Beatmung die dominierende Narkosetechnik bei neurochirurgischen Eingriffen geworden (Schapira, 1964). Früher, vor den fünfziger Jahren wurden die Operationen, etwa gleich häufig, entweder in Lokalanästhesie mit Sedierung oder in Inhalationsanästhesie mit offenem System durchgeführt. Heutzutage werden nur wenige Eingriffe grundsätzlich in Lokalanästhesie vorgenommen. Es gibt jedoch renomierte Kliniken, die intrakranielle Tumor- und Gefäßchirurgie in großer Regelmäßigkeit in Lokalanästhesie durchführen (Varkey, 1986).

Die *Technik* der Lokalanästhesie zu einer Kraniotomie ist sehr verfeinert und wird im Folgenden kurz zusammengefaßt (Girvin, 1986). Zwei – drei Stunden präoperativ werden die N. occipitalis maior, N. occipitalis minor, N. auriculotemporalis und der N. supraorbitalis beidseits mit insgesamt 12 ml 0.5% Bupivacain (1 : 200000 Adrenalin) blockiert. Unmittelbar präoperativ werden mit insgesamt 60 ml 0.33% Bupivacain (1 : 200000 Adrenalin) die Haut, die Subkutis, das subgaleale Gewebe und die Muskeln im Bereich des vorgesehenen Knochendeckels per infiltrationem anästhetisiert. Die Zeitdauer der Analgesie beträgt 8–12 Stunden. Die Gründe für die zeitliche Trennung beider Verfahren liegen in der längeren Anschlagszeit des Bupivacains bei der Regionalblockade sowie in der Vermeidung eines toxischen Plasmaspiegels. Bei und nach der Knochendeckelentfernung können durch das Ziehen an der Dura mater Schmerzen auftreten. Die schmerzempfindlichen Stellen liegen entlang der Äste der Arteria meningea media und, weniger ausgeprägt, in der Nähe der venösen Sinus. Diese Gebiete werden intraoperativ mit einem Gemisch von Lidocain und Bupivacain infiltriert.

Aus der Reihe der intrakraniellen operativen Eingriffe ist die Epilepsiechirurgie diejenige, die am häufigsten bei wachen Patienten durchgeführt wird. Für das „brain mapping" und die Schonung wichtiger Funktionen im Temporallappen (Sprache, Erinnerung) ist die Kooperation des Patienten erwünscht. Eine erforderliche Sedierung wird in Form einer klassischen Neuroleptanalgesie durchgeführt (Trop, 1986). Bei intraoperativ auftretenden Krämpfen kann Thiopental gegeben werden, ist die operative Phase abgeschlossen, auch Diazepam.

Wird eine Allgemeinanästhesie durchgeführt, bietet sich die Neuroleptanästhesie an. Es muß berücksichtigt werden, daß einige Anästhetika die epileptogene Aktivität unterdrücken und die Lokalisierung des Fokus mittels EEG-Ableitungen von der Hirnoberfläche, erschweren (Barbiturate, Benzodiazepine). Zur Auslösung von Krämpfen für die Lokalisierung epileptogener Foci können spezielle Anästhetika, mit dieser Eigenschaft verwendet werden (Enfluran, Ketamin, Metohexital, Etomidat).

Andere neurochirurgische Eingriffe, die routinemäßig in Lokalanästhesie durchgeführt werden, sind stereotaktische Operationen (s. 10.), die perkutane cervikale Chordotomie, die Thermokoagulation des Ganglion Gasseri (mit intermittierender intravenöser Anästhesie), die Ausräumung eines chronisch subduralen Hämatoms (s.8.) und Operationen an peripheren Nerven.

## *Literaturverzeichnis*

Adams JH, Graham DI (1983) Brain damage in non-missile head injury. In:Jennet B, Teasdale G (eds) Head injuries. The British Council, Glasgow, pp 3–6
Albin MS, Ritter RR, Pruett CE, Kalff K (1991) Venous air embolism during lumbar laminectomy in the prone position: Report of three cases. Anesth Analg 73: 346–349
Alderson JD, Thiagarajah S (1990) Anaesthetic management of acute spinal cord injury. In: Alderson JD, Frost EAM (eds) Spinal cord injuries. Anaesthetic and associated care. Butterworths, London, pp 47–60
Anderton JM, Keen RI, Neave R (1988) Positioning the surgical patient. Butterworths, London
Bashein G, Syrovy G (1991) Burns associated with pulse oximetry during magnetic resonance imaging. Anesthesiology 75: 382–383
Bailey PL, Moll JWB, Pace NL, East KA, Stanley TH (1988) Respiratory effects of midazolam and fentanyl: Potent interaction producing hypoxemia and apnoe. Anesthesiology 69: A813
Black S, Ockert DB, Oliver WC, Cucchiara RF (1988) Outcome following posterior fossa craniectomy in patients in the sitting or horizontal positions. Anesthesiology 69: 49–56
Black S (1990) Cerebral aneurysm and arteriovenous malformation. In: Cucchiara RF, Michenfelder JD (eds) Clinical neuroanesthesia. Churchill Livingstone, New York, pp 223–254
Black S, Cucchiara FR (1990) Tumor surgery. In: Cucchiara RF, Michenfelder JD (eds) Clinical neuroanesthesia. Churchill Livingstone, New York, pp 285–308
Cannon JE, Fahey MR, Moss J, Miller RD (1988) Large doses of vecuronium and plasma histamine concentrations. Can J Anaesth 35: 350–353
Cooper KR, Boswell PA, Choi SC (1985) Safe use of PEEP in patients with severe head injury. J Neurosurg 63: 552–555
Cregler LL, Mark H (1986) Medical complications of cocaine abuse. N Engl J Med 315: 1495–1500
Cottrell JE, Hassan NF, Hartung J, Cracco RQ, Capuano C, Bendo A (1985) Hyperflexion and quadriplegia in the seated position. Anesthesiol Rev 12: 34–35

Cucchiara RF, Seward JB, Nishimura RA, Nugent M, Faust RJ (1985) Identification of patent foramen ovale during sitting position craniotomy by transesophageal echocardiography with positive airway pressure. Anesthesiology 63: 107–109

Cucchiara RF, Benefiel DJ, Matteo RS, DeWood M, Albin MS (1986) Evaluation of esmolol in controlling increases in heart rate and blood pressure during endotracheal intubation in patients undergoing carotid endarterectomy. Anesthesiology 65: 528–531

Cucchiara RF, Black S, Steinkeler JA (1989) Anesthesia for intracranial procedures. In: Barash PG, Cullen BF, Stoelting RK (eds) Clinical anesthesia. Lippincott, Philadelphia, p 860

Edde RR, Smalley S (1979) Defect in oxygenation with mannitol. Anesth Analg 58: 145–146

Engberg M, Melsen NC, Herlevsen P, Haraldsted V, Cold GE (1990) Changes of blood pressure and cerebral arterio-venous oxygen content differences (AVDO2) with and without bupivacaine scalp infiltration during craniotomy. Acta Anaesthesiol Scand 34: 346–349

Fragen RJ, Avram MJ (1990) Barbiturates. In: Miller JD (ed) Anesthesia. Churchill Livingstone, New York, pp 225–242

Frankel HL, Mathias CJ, Spalding JMK (1975) Mechanism of reflex cardiac arrest in tetraplegic patients. Lancet 2: 1183–1185

Fraser A, Edmonds-Seal J (1982) Spinal cord injuries. Anaesthesia 37: 1084–1098

Frost EAM (1984) Inhalation anaesthetic agents in neurosurgery. Br J Anaesth 56: 47S–56S

Gaillard T, Gilsbach JM (1991) Intra-operative antibiotic prophylaxis in neurosurgery. A prospective, randomized, controlled study on Cefotiam. Acta Neurochir (Wien) 113: 103–109

Ghani GA, Sung YF, Weinstein MS, Tindall GT, Fleischer AS (1983) Effects of intravenous nitroglycerin on the intracranial pressure and volume pressure response. J Neurosurg 58: 562–565

Ghignone M, Calvillo O, Quintin L (1987) Anesthesia and hypertension: The effect of clonidine on perioperative hemodynamics and isoflurane requirements. Anesthesiology 67: 3–10

van Gijn J (1992) Subarachnoid haemorrhage. Lancet 339: 653–655

Girvin JP (1986) Neurosurgical considerations and general methods for craniotomy under local anesthesia. In: Varkey GP (ed) Anesthetic considerations for craniotomy in awake patients. International Anesthesiology clinics, vol 24. Little Brown and Company, Boston, pp 89–114

Graham D (1980) Monitoring neuromuscular block may be unreliable in patients with upper motor neuron lesions. Anesthesiology 52: 74–75

Grosslight K, Foster R, Colohan AR, Bedford RF (1985) Isoflurane for

neuroanesthesia: risk factors for increases in intracranial pressure. Anesthesiology 63: 533–536
Hamill JF, Bedford RF, Weaver DC, Colohan AC (1981) Lidocaine before endotracheal intubation: Intravenous or laryngotracheal? Anesthesiology 55: 578–81
Harders A, Gilsbach J, Weigel K (1985) Supratentorial space occupying lesions following infratentorial surgery. Early diagnosis and treatment. Acta Neurochir (Wien) 74: 57–60
Hastings RH, Marks JD (1991) Airway management for trauma patients with potential cervical spine injuries. Anesth Analg 73: 471–482
Hey O, Fischer F, Reinery G, Steingas U, Knore D (1983) Erkennung und Verhütung von Luftembolien während neurochirurgischer Eingriffe in sitzender Position. In: Ahnefeld FW et al (Hrsg) Anästhesie in der Neurochirurgie. Springer, Berlin – Heidelberg – New York – Tokyo, S 197–209
Hijdra A, Braakman R, van Gijn J, Vermeulen M, van Crevel H (1987a) Aneurysmal subarachnoid hemorrhage: complications and outcome in a hospital population. Stroke 18: 1061–1067
Hijdra A, Vermeulen M, van Gijn J, van Crevel H (1987b) Rerupture of intracranial aneurysms: a clinicoanatomic study. J Neurosurg 67: 29–33
Hipp K, Nußer H, Eisler K, Tempel G, Kolb E (1987) Anaesthesie bei der Kernspinntomographie (KST). Anaesthesist 36: 19–22
Hoff JT (1986) Cerebral protection. J Neurosurg 65: 579–591
Horlocker TT, Cucchiara RF, Ebersold MJ (1990) Vertebral column and spinal cord surgery. In: Cucchiara Rf, Michenfelder JD (eds) Clinical neuroanesthesia. Churchill Livingstone, New York, pp 325–350
Hunt WE, Hess RM (1968) Surgical risk as related to time of intervention in the repair of intracranial aneurysms. J Neurosurg 28: 14–19
Huse K, Wiecken H (1979) Das Kreislaufverhalten des sitzenden Patienten in Neuroleptanästhesie bei neurochirurgischen Eingriffen. Anaesthesist 28: 557–563
Jaffe RS, Gronert GA (1990) Neuromuscular disorders and muscle relaxants. In: Cucchiara RF, Michenfelder JD (eds) Clinical neuroanesthesia. Churchill Livingstone, New York, pp 351–377
Kalkman CJ, Drummond JC, Ribberink AA (1991) Low concentrations of isoflurane abolish motor evoked responses to transcranial electrical stimulation during nitrous oxide/opioid anesthesia in humans. Anesth Analg 73: 410–415
Kiss IE, Kilian M (1992) Does opiate premedication influence postoperative analgesia? A prospective study. Pain 48: 157–158
Lanier WL, Milde JH, Michenfelder JD (1986) Cerebral stimulation following succinlycholine in dogs. Anesthesiology 64: 551-559
Lanier WL, Stangland KJ, Scheithauer BW, Milde JH, Michenfelder JD

(1987) The effects of dextrose infusion and head position on neurologic outcome after complete cerebral ischemia in primates. Anesthesiology 66: 39–48

Levin R, Hesselvik JF, Kourtopoulos H, Vavruch L (1989) Local anesthesia prevents hypertension following application of the Mayfield skull-pin head holder. Acta Anaesthesiol Scand 33: 277–279

Lichtor JL (1990) Psychological preparation and preoperative medication. In: Miller RD (ed) Anesthesia. Churchill Livingstone, New York, pp 895–928

Longnecker DE (1991) The case for perioperative blood pressure control. International Anesthesia Research Society. 1991 Review Course Lectures, pp 62–64

Marion DW, Segal R, Thompson ME (1986) Subarachnoid hemorrhage and the heart. Neurosurgery 18: 101–106

Marshall WK, Bedford RF, Miller ED (1983) Cardiovascular responses in the seated position – impact of four anesthetic techniques. Anesth Analg 62: 648–653

Marx W, Shah N, Long C, Arbeit E, Galicich J, Mascot C, Mallya K, Bedford R (1988) Sufentanil, alfentanil and fentanyl: Impact on CSF pressure in patients with brain tumors. Anesthesiology 69: A627

Matjasko J (1987) Positioning in neuroanesthesia. In: 38th Annual refresher course lectures and clinical update program. American Society of Anesthesiologists, Atlanta pp 245/1–5

McLeod ME, Creighton RE, Humphreys RP (1982) Anaesthetic management of arteriovenous malformations of the vein of Galen. Can Anaesth Soc J 29: 307–312

Mendelow AD, Teasdale GM, Russel T, Flood J, Patterson J, Murray GD (1985) Effect of mannitol on cerebral blood flow and cerebral perfusion pressure in human head injury. J Neurosurg 63: 43–48

Michenfelder JD (1986) A valid demonstration of barbiturat-induced brain protection in man – at last. Anesthesiology 64: 140–142

Michenfelder JD (1987) Intraoperative monitoring of sensory evoked potentials may be neither a proven nor an indicated technique. J Clin Monitor 3: 45–47

Michenfelder JD (1989) The 27th Rovenstine Lecture: Neuroanesthesia and the achievement of professional respect. Anesthesiology 70: 695–701

Michenfelder JD (1990) Cerebral blood flow and metabolism. In: Cucchiara RF, Michenfelder JD (eds) Clinical neuroanesthesia. Churchill Livingstone, New York, pp 1–40

Milde LN, Milde JH, Lanier WL, Michenfelder JD (1988) Comparison of the effects of isoflurane and thiopental on neurologic outcome and neuropathology after temporary focal cerebral ischemia in primates. Anesthesiology 69: 905–913

Miller JD (1985) Head injury and brain ischaemia – implications for therapy. Br J Anaesth 57: 120–129
Miller RD, Savarese JJ (1990) Pharmacology of muscle relaxants and their antagonists. In: Miller RD (ed) Anesthesia. Churchill Livingstone, New York, pp 389–435
Mohadjer M, Braus DF, Krauss JK, Milios E, Birg W, Mundinger F (1990) CT-stereotaktische Entleerung und Fibrinolyse der spontanen, vorwiegend hypertensiven intrakraniellen Massenblutungen – Langzeitergebnisse. In: Jahrbuch der Neurochirurgie 1990. Biermann, Zülpich, S 189–201
Moss J, McDermott DJ, Thisted RA, Roizen MF, Smith WS (1984) Anaphylactic/anaphylactoid reactions in response to Chymodiactin (Chymopapain). Anesth Analg 63: 253
Muzzi DA, Losasso TJ, Black S, Nishimura R (1990) Comparison of a transesophageal and precordial ultrasonic Doppler sensor in the detection of venous air embolism. Anesth Analg 70: 103–104
Nussmeier NA, Ralund C, Slogoff S (1986) Neuropsychiatric complications after cardiopulmonary bypass: Cerebral protection by a barbiturate. Anesthesiology 64: 165–170
Ornstein E, Young WL, Ostapkovich N, Matteo RS, Diaz J (1991) Deliberate hypotension in patients with intracranial arteriovenous malformations; esmolol compared with isoflurane and sodium nitroprusside. Anesth Analg 72: 639–644
Ostertag CB (1988a) Stereotaktische Hirnoperationen. Deutsche Krankenpflegezeitschrift 2:131–134
Ostertag CB (1988b) Reliability of stereotactic brain tumor biopsy. In: Lunsford (ed) Modern stereotactic neurosurgery. Martinus Nijhoff Publishing, Boston, pp 129–136
Öwall A, Gordon E, Lagerkranser M, Lindquist Ch, Rudehill A, Sollevi A (1987) Clinical experience with adenosine for controlled hypotension during cerebral aneurysma surgery. Anesth Anal 66: 229–234
Pathak KS, Brown RH, Cascorbi HF, Nash CL (1984) Effects of fentanyl and morphine on intraoperative somatosensory cortical- evoked potentials. Anesth Analg 63: 833–837
Patteson SK, Chesney JT (1992) Anesthetic management for magnetic resonance imaging: problems and solutions. Anest Analg 74: 121–128
Perkins NAK, Bedford RF (1984) Hemodynamic consequences of PEEP in seated neurological patients – implications for paradoxical air embolism. Anesth Analg 63: 429–432
Poppi M, Giuliani G, Gambari PI, Acciarrri N, Gaist G, Calbucci F (1989) A hazard of craniotomy in the sitting position: the posterior compartment syndrome of the thigh. J Neurosurgery 71: 618–619
Preuss A (1992) Der Einfluß von Halothan und Isofluran auf die Blutfluß-

geschwindigkeit in der Arteria cerebri media, gemessen mit der Transkraniellen Dopplersonographie. Inaugural - Dissertation, Freiburg

Prough DS, Coker LH, Lee S, Yates F, McWhorter JM (1988) Hyperglycemia and neurologic outcome in patients with closed head injury. Anesthesiology 69: A584

Prough DS, Butterworth JF (1991) Anesthetic management of the patient with head trauma. International Anesthesia Research Society. 1991 Review Course Lectures, pp 109–117

Rosa G, Orfei P, Sanfilippo M, Vilardi V, Gasparetto A (1986) The effects of atracurium besylate (Tracrium) on intracranial pressure and cerebral perfusion pressure. Anesth Analg 65: 381–384

Rose J, Valtonen S, Jennett B (1977) Avoidable factors contributing to death after head injury. Br Med J 2: 615–617

Rosner MJ, Coley IB (1986) Cerebral perfusion pressure, intracranial pressure, and head elevation. J Neurosurg 65: 636–641

Roth K (1984) NMR-Tomographie und -Spektroskopie in der Medizin. Springer, Berlin, pp 102–104

Samra SK, Vanderzant CN, Domer PA, Sackellarts CJ (1987) Differential effects of isoflurane on human median nerve somatosensory evoked potentials. Anesthesiology 66: 29–35

Schapira M (1964) Evolution of anesthesia for neurosurgery. New York State Journal of Medicine 1301–1305

Schubert A, Peterson DO, Drummond JC, Saidman LJ (1986) The effect of high-dose fentanyl on human median nerve somatosensory evoked responses. Anesth Analg 65: S136

Sebel PS, Ingram DA, Flynn PJ, Rutherfoord CF, Rogers H (1986) Evoked potentials during isoflurane anaesthesia. Br J Anaesth 58: 580–585

Shah N, Long C, Marx W, DiResta G, Arbit E, Mascott C, Mallya K, Bedford R (1990) Cerebrovascular response to $CO_2$ in edematous brain during either Fentanyl or Isoflurane anesthesia. J Neurosurg Anesth 2: 11–15

Shapiro HM (1987) Perioperative management of patients with cerebrovascular disease and intracranial aneurysms. In: 38th annual refresher course lectures and clinical update program. American Society of Anesthesiologists, Atlanta, pp 246/1–7

Shapiro HM, Drummond JC (1990) Neurosurgical anesthesia and intracranial hypertension. In: Miller RD (ed) Anesthesia. Churchill Livingstone, New York, pp 1737–1789

Sieber FE, Smith DS, Traystman RJ et al (1987) Glucose: A reevaluation of its intraoperative use. Anesthesiology 67: 72–81

Simini B, Kiss I, May J (1989) Un'arma a doppio taglio: la PEEP nell'anestesia di interventi neurochirurgici in posizione seduta. Due casi die embolia gassosa paradossa. Scienze Algologiche 2: 189–194

Stanley III TE, Reves JG (1990) Cardiovascular monitoring. In: Miller RD (ed) Anesthesia. Churchill Livingstone, New York, pp 1031–1099

Steiner G, Fiegler W (1989) Kernspintomographie. In: Steiner G, Fiegler W, Hornung G (Hrsg) Leitfaden der praktischen Kernspintomographie. Ecomed, Landsberg, S 171–176 und 251–257

Stirt JA, Grosslight KR, Bedford FR, Vollmer D (1987a) „Defasciculation" with metocurine prevents succinylcholin - induced increases in intracranial pressure. Anesthesiology 67: 50–53

Stirt JA, Maggio W, Haworth C, Minton MD, Bedford RF (1987b) Vecuronium: effect on intracranial pressure and hemodynamics in neurosurgical patients. Anesthesiology 67: 570–573

Todd MM, Warner DS (1992) A comfortable hypothesis reevaluated. Anesthesiology 76: 161–164

Troll GF, Dohrmann GJ (1975) Anaesthesia of the spinal cord- injured patient: cardiovascular problems and their management. Paraplegia 13: 162–171

Trop D (1986) Conscious-sedation analgesia during the neurosurgical treatment of epilepsies – Practice at the Montreal Neurological Institute. In: Varkey GP (ed) Anesthetic considerations for craniotomy in awake patients. International Anesthesiology Clinics, vol 24. Little Brown and Company, Boston, pp 175–184

Toung TJK, McPherson RW, Ahn H, Donham RT, Alano J, Long D (1986) Pneumocephalus: Effects of patient position on the incidence and location of aerocele after posterior fossa and upper cervical cord surgery. Anesth Analg 65: 65–70

Uhl RR, Squires KC, Bruce DL, Star A (1980) Effect of halothane anesthesia on the human cortical visual evoked response. Anesthesiology 53: 273–276

Young ML, Smith DS, Murtagh F, Vasquez A, Levitt J (1986) Comparison of surgical and anesthetic complications in neurosurgical patients experiencing venous air embolism in sitting position. Neurosurgery 18: 157–161

Varkey GP (1986) Anesthetic considerations for craniotomy in awake patients. International anesthesiology clinics, vol 24. Little Brown and Company, Boston

Varner PD, Ebert JP, McKay RD, Nail CS, Whitlock TM (1985) Methohexital sedation of children undergoing CT scan. Anesth Analg 64: 643–645

Vucevic M, Purdy GM, Ellis FR (1992) Esmolol hydrochloride for management of the cardiovascular stress responses to laryngoscopy and tracheal intubation. Br J Anaesth 68: 529-530

Wall PD (1988) The prevention of postoperative pain. Pain 33: 289–290

Wangemann BU, Jantzen JP (1992) Lagerung in der pädiatrischen Neurochirurgie. Anästh Intensivmed 33:97–101

Ward JD, Becker DP, Miller D, Choi SC, Marmarou A, Wood C, Newlon PG, Keenan R (1985) Failure of prophylactic barbiturate coma in the treatment of severe head injury. J Neurosurg 62: 383–388

Welply NC, Mathias CJ, Frankel HL (1975) Circulatory reflexes in tetraplegics during artefitial ventilation and general anaesthesia. Paraplegia 13: 172–182

Zelcer J, White PF (1990) Monitored anesthesia care. In: Miller RD (ed) Anesthesia. Churchill Livingstone, New York, pp 1321–1334

Zentner J, Kiss I, Ebner A (1989) Influence of anesthetics - nitrous oxide in particular – on electromyographic response evoked by transcranial electrical stimulation of the cortex. Neurosurgery 24: 253–256

# Sachverzeichnis

Adenosin 54
Alpha2 – Agonisten, s. Clonidin
Allen – Test 22
Analgesie
   intraoperativ 11
   postoperativ 29
   präoperativ 27–29
anaphylaktoide Reaktion 88, 103
Anästhesie
   Ausleitung 14–16, 42–43
   Einleitung 8–11
   Führung 11–14
   Inhalations- 12–13
   Neurolept- 13, 35, 68
Aneurysmablutung
   Anästhesie 54–56
   EKG-Anomalien 50
   Frühoperation 51
   intraoperative Ruptur 53, 56
   Kokainabhängigkeit 50
   Nachblutung 49–50
   Spätoperation 51
   Stadieneinteilung 51
   Vasospasmen 50
Angiographie 50, 98
Antibiotikaprophylaxe 5
Arterio-venöse Malformationen 56 (57)–58
Atracurium 10

Bandscheibenvorfall
   cervikal 87–88
   lumbal 84–87
   thorakal 88

Beatmung 18–19
Blutung, intrakraniell
   akut subdural 66
   Aneurysmaruptur s. Aneurysmablutung
   chronisch subdural 63
   epidural 66
   intrazerebral 63–64, 71
   nichttraumatisch 63–64

Chemonukleolyse 88–89
Clonidin 4, 14, 43
Computertomographie 49, 71, 99

Dehydrobenzperidol 4, 9
Dens epistrophei, Operation 94
Dermalsinus 78
Diabetes insipidus 33, 48
Dopplersonographie
   präcordial 37, 46
   transkraniell 13, 50

Echokardiographie
   transoesophageal 37–38
EEG 24, 55, 70, 106
Enfluran 12
Enkephalocele 77–78
Epilepsiechirurgie 24, 105–106
Esmolol 10, 11, 43, 54
Etomidat 8–9, 13
evozierte Potentiale 24–27
   akustisch 26, 41
   motorisch 25, 26–27, 41

somatosensorisch 26
visuell 26, 33
extra-intrakranielle Bypassoperation 58

Flunitrazepam 9, 55, 99
Flüssigkeitszufuhr 19–20
Furosemid 21–22

Gesichtsschädelfrakturen 67
Glioblastom 32
Glucose 5% 20

Halo – Fixation 90, 92, 94
Halothan 12, 52
Halswirbelsäule, Fraktur 68, 92
Hemiplegie 33
Hirnprotektion 55–56, 69–70
Hormonsubstitution 32, 45
Hydrocephalus 59–60, 75–76
Hydroxyäthylstärke 20
Hyperglykämie 20, 69
Hyperkaliämie 94
Hyperventilation 13, 18–19
Hypophysektomie
    transkraniell 32–33
    transsphenoidal 44–48
Hypotension
    kontrollierte 32, 51–54, 55, 57

intrakranieller Druck
    Messung 23
    Senkung 17–18
Intubation
    fiberoptisch 87, 92
    nasal 39
    oral 39, 47, 68
    wach 92
Isofluran 13, 52, 61

Janetta – Operation 43

Kapnometrie 101
Kernspintomographie 99–103

Ketamin 8, 93
Knie – Ellenbogen-Lage 84–86
Kontrastmittelreaktion 103–104
Kraniostenose 78–80

Labetalol 53, 54
Lachgas 12, 44
Lagerungsschäden 39, 40, 89
Lidocain
    intratracheal 10, 11, 28, 84
    intravenös 10, 11, 15, 28
Lokalanästhesie
    Operationen in 63, 73, 105–106
    präoperativ 29, 47
Luftembolie
    paradox, arteriell 38
    venös 35–38, 46, 86

Mannitol 21, 56, 68
Meningeom 31–32
Meningomyelocele 77–78
Metastase 32, 33
monitored anesthesia care 89, 97
Monitoring
    Beatmung 22–23
    elektrophysiologisch 24–27
    hämodynamisch 22, 41
    intrakranieller Druck 23, 69
    neuromuskuläre Übertragung 27, 33, 41

Nervus facialis, Stimulation 27, 41
Nimodipin 50
Nitroglycerin 52–53
Nitroprussidnatrium 53, 56

Opiate 4, 9, 28, 29

Pancuronium 10
PEEP 19, 38, 40
Pipecuronium 10
Pneumocephalus 43–44

Prämedikation 3–4, 55, 75
präoperative Untersuchungen 3, 39, 95
Propofol 13, 93
Pulsoxymeter 23, 101

Schädelhirntrauma 65–69
Sedierung 73, 99
Shunt
    Anästhesie zur Anlage 60–62, 76
    lumboperitoneal 60
    ventrikuloatrial 60
    ventrikuloperitoneal 60
sitzende Position 34–35, 87, 95
spinaler Schock 91–92
Spinalkatheter, lumbal 17–18, 55
stereotaktische Neurochirurgie 71–74

Steroidgabe, perioperativ 45
Succinylcholin 9–10, 33, 93–94
Syringomyelie 94–95

Thiopental 8, 16, 55
Tracheotomie 92
Thromboseprophylaxe 5
Trimetapham 53

Überhang
    Muskelrelaxantien 15
    Opiate 14, 15, 61, 64

Vecuronium 10
Ventrikelkatheter 23

zentralvenöser Katheter 36–37, 39, 69
zerebraler Perfusionsdruck 7, 18, 69

*J.B. Madsen, G.E. Cold*

# The Effects of Anaesthetics upon Cerebral Circulation and Metabolism

Experimental and Clinical Studies

1990. 14 figs. VIII, 160 pages.
Cloth DM 89,-, öS 623,-
ISBN 3-211-82198-8

*Prices are subject to change without notice*

During the last decade, the effects of anaesthetics on cerebral blood flow, cerebral metabolic rate of oxygen and intracranial pressure have been studied experimentally and clinically. In this review studies of CBF and CMR02 during craniotomy have been performed with the classical technique described by Kety and Schmidt.

In chapter 1 general considerations concerning the effects of anaesthetics on cerebral blood flow and metabolism are reviewed. In chapters 2 and 3, the effects of inhalation agents and hypnotics on flow and metabolism are considered. Chapters 4 and 5 cover the effects of central analgetics, and neuromuscular blocking agents. In chapter 6, the effects of other drugs in common use in neuroanaesthetic practice are summarized. Chapter 7 considers the effects of drugs used for controlled hypotension. In chapter 8, the application of Kety's method in studies of CBF and metabolism is reviewed, the studies of cerebral circulation and metabolism during nine different techniques of anaesthesia for craniotomy are presented, and other studies of cerebral circulation during neuroanaesthesia are reviewed. In chapter 9, considerations concerning central and cerebral hemodynamics during anaesthesia in the sitting position are considered. This review is primarily addressed to anaesthetists, but it will also be of interest to those working within neurosurgery, neuroradiology and clinical neurophysiology.

# Springer-Verlag Wien New York